DIAGNOSTIC ET TRAITEMENT

DE

LA PELADE

ET DES

TEIGNES DE L'ENFANT

PAR LE

Dᴿ R. SABOURAUD

CHEF DU LABORATOIRE DE LA FACULTÉ
A L'HÔPITAL SAINT-LOUIS

Avec 22 figures dont 7 en couleurs hors texte *(près.)*

PARIS

RUEFF ET Cⁱᵉ, ÉDITEURS

106, BOULEVARD SAINT-GERMAIN, 106

1895

DIAGNOSTIC ET TRAITEMENT

DE

LA PELADE

ET DES

TEIGNES DE L'ENFANT

DIAGNOSTIC ET TRAITEMENT

DE

LA PELADE

ET DES

TEIGNES DE L'ENFANT

PAR LE

Dʀ R. SABOURAUD

CHEF DU LABORATOIRE DE LA FACULTÉ

A L'HÔPITAL SAINT-LOUIS

———

Avec 22 figures dont 8 en couleurs hors texte

———

PARIS

RUEFF ET Cⁱᵉ, ÉDITEURS

106, BOULEVARD SAINT-GERMAIN, 106

—

1895

AVANT-PROPOS

Après avoir passé plusieurs années à étudier les maladies contagieuses du cuir chevelu, et tout particulièrement les teignes de l'enfant, j'ai condensé dans un premier volume les résultats de ce travail. Puis après quelques mois, l'ayant relu, j'ai constaté que s'il pouvait servir au mycologue et au bactériologiste, il était d'une valeur nulle ou presque nulle pour le praticien.

Alors j'ai écrit celui-ci, avec l'idée de mettre à la portée de toutes les bonnes volontés des notions élémentaires utiles au bien du malade. Car les recherches théoriques n'ont de valeur que par les applications pratiques qui en découlent.

A l'époque où nous sommes, plus qu'à toute autre, l'enfant fait forcément partie d'une collectivité qui décuple pour lui les chances de contagion. Tous ceux qui approchent l'enfant et se sont consacrés à cette bonne œuvre de l'élever doivent être en mesure de prévenir par leurs soins les maladies qui l'atteignent le plus communément. Je n'ai à parler ici que d'un groupe de maladies spéciales qui ne touchent pas sa santé générale d'une façon grave et qui, pour cette raison, ont été fort négligées. Et cependant, dans les villes populeuses surtout, l'enfant repoussé des écoles, laissé à la rue, est un condamné au vagabondage!

L'extrême contagion *des teignes*, leur longue durée, le préjudice matériel et surtout moral qu'elles causent à l'enfant font réfléchir tous ceux qui ont entre leurs mains une école, un dispensaire, une clinique.

C'est à ceux-là que ce livre est destiné. En lui-même il est peu de chose. Mais, par plus d'un point, il touche au grand problème de l'éducation de l'enfant qui est à la base de toute réforme sociale. Dans cette question, le moindre apport, le plus minime a encore son utilité, et si par quelques connaissances faciles à donner à tous, ce livre devait éviter la teigne à quelques centaines d'enfants, il aurait rempli son but complètement.

R. SABOURAUD.

Paris, mars 1895.

CHAPITRE PREMIER

LA PELADE

CHAPITRE PREMIER

LA PELADE

§ I. *A*. **Généralités sur la Pelade.** — Sa définition, par
BATEMAN. C'est une maladie de tous les âges; elle est en
accroissement dans les villes.

« Cette singulière maladie est caractérisée par
« des taches plus ou moins circulaires, qui rendent
« chauve la partie sur laquelle elles ont leur siège
« et sur lesquelles on ne remarque aucun cheveu,
« tandis qu'elles sont environnées d'un aussi grand
« nombre de cheveux que dans l'état naturel. La
« surface du cuir chevelu est, dans l'étendue des
« taches, unie, brillante, et d'une blancheur remar-
« quable. » .

Tels sont les termes par lesquels BATEMAN, au
commencement de ce siècle, définit la maladie que
nous désignons depuis BAZIN sous le nom de : *la
Pelade*. Cette première description de la plaque pela-

dique reste parfaite et il suffit d'y ajouter la notion de la contagion pour résumer en peu de mots le principal de notre sujet.

La pelade est une maladie des deux sexes, bien que l'homme en soit plus fréquemment atteint que la femme ; c'est une maladie de tous les âges, bien qu'elle se rencontre plus fréquemment à l'âge moyen de la vie. Enfin, c'est une maladie de toutes les classes sociales et que l'on rencontre aussi souvent chez les riches que chez les pauvres.

Inversement à la *teigne faveuse*, la pelade est rare parmi les populations rurales : c'est une maladie *urbaine;* dans les villes, elle tend à devenir plus fréquente depuis ces années dernières, et cette fréquence n'a pas atteint toutes les villes uniformément.

Enfin, la pelade, bien que très certainement *contagieuse*, s'observe par cas isolés plus souvent qu'en foyers épidémiques.

B. **Description symptomatique de la maladie.** — Son incubation, ses débuts. Aspect de la plaque dénudée : plaque en godet, plaque éburnée. Examen microscopique du cheveu malade. Le cheveu peladique est atrophié.

L'intervalle entre l'apport du germe morbide à la surface du cuir chevelu et le moment où son développement se traduit par un symptôme, en d'autres termes, le temps d'incubation nécessaire de la maladie est inconnu. Mais plusieurs considérations portent à croire que cet espace de temps peut être considérable. En tous cas, il ne peut être moindre de quelques jours, car le premier symptôme visible est la chute des cheveux. Et les cheveux qui tombent ont déjà des lésions d'atrophie marquées. Quoi qu'il en soit, le *premier symptôme* visible est *la chute complète des cheveux en une région limitée quelconque du cuir chevelu.*

Le plus souvent, la tache glabre que les cheveux tombés ont faite est aperçue par un tiers qui en avertit le malade. Aucun autre symptôme n'en ayant prévenu celui-ci.

Le phénomène qui s'observe alors est le suivant : tandis qu'un cheveu normal tient par sa racine à la papille sur laquelle il est implanté et que son arrachement cause une douleur, dans la pelade, cette adhérence du poil est supprimée; la plus minime traction l'amène, il n'y a pas d'arrachement et il n'y a aucune douleur. Les premiers poils qui sont tombés ont été enlevés par un frottement accidentel, par le contact du chapeau... etc. Et si l'on pince entre les doigts, auprès de cette surface, les cheveux qui la limitent, on en enlève un grand nombre d'autres demeurés encore en place, mais *dont l'adhérence à la peau est rigoureusement nulle*. C'est là le *second* symptôme net de la pelade, celui qu'il faut chercher dès qu'une plaque glabre du cuir chevelu est remarquée : il ne manque jamais.

Et surtout, qu'on ne craigne pas d'augmenter par cet essai la dimension de la plaque chauve primitive, car on peut poser en règle générale que tout cheveu qui vient à la main, sans douleur sensible, quand on en pince à la fois plusieurs, est un cheveu mort et destiné, quoi qu'on fasse, à être expulsé.

La plaque de pelade vulgaire est ordinairement ronde; on peut dire qu'elle est *toujours* ronde à ses débuts. Ses dimensions sont variables, en rapport surtout avec le temps depuis lequel elle a commencé.

Pratiquement, on peut dire aussi qu'elle est d'autant plus considérable que le sujet porte les cheveux plus longs, parce que ces cheveux l'ont plus longtemps cachée à tous les yeux. Elle varie ainsi d'ordinaire de 1 centimètre à 3, 4 et même 6 ou 8 centimètres de diamètre.

Examinons maintenant avec soin les caractères que présentent au point malade :

α) Le cuir chevelu dénudé ;

β) Les cheveux qui environnent la plaque malade.

α. — *Caractères de la plaque dénudée.*

Dans la grande majorité des cas, on peut s'aper-
.cevoir, au toucher, avec la pulpe du doigt, que la
plaque de pelade est déprimée en godet, *en cupule;*
ce fait est presque constant, et si on a enlevé à la
pince, autour d'une plaque de pelade, une bordure
de cheveux sains, bordure destinée à circonscrire la

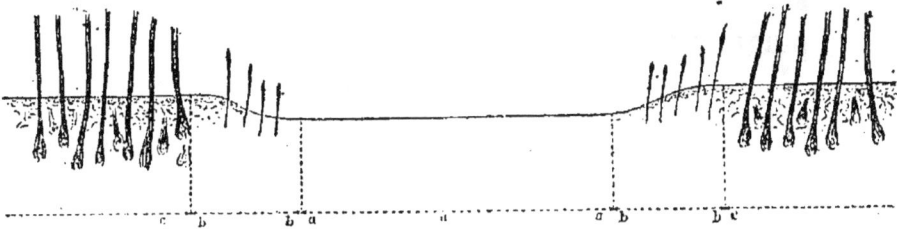

FIG. 1. — Coupe verticale schématique d'une plaque de pelade.

marche envahissante des lésions, on pourra, par le
toucher, se rendre compte nettement de l'affaissement de la peau dans toute la partie qui avait spontanément perdu ses cheveux[1].

Si nous représentons schématiquement ce phénomène, nous aurons, sur une coupe verticale du cuir
chevelu passant par la plaque, la figure suivante (fig. 1) :

1. On s'en rendra compte plus certainement encore en prenant
avec de la cire à modeler l'empreinte de la plaque peladique. On
obtiendra une empreinte saillante.

En *a*, est la plaque peladique ;

En *b*, la bordure d'épilation artificielle ;

En *c*, le cuir chevelu normal.

Examinée à l'œil nu, la plaque de pelade est la plaque *chauve, unie, brillante*, décrite par BATEMAN. Elle est polie, luisante et ne présente pas ces orifices punctiformes des glandes sudoripares et ces orifices pilaires qu'on est accoutumé de rencontrer sur la peau normale.

Cela frappe bien plus, si l'on a épilé les bords de la plaque peladique. Car sur cette bordure saine où les cheveux existaient, leurs orifices de sortie, leurs points d'émergence sont très visibles. Ils ne le sont plus sur la plaque de pelade.

Ce signe peut toujours être retrouvé, mais il est plus ou moins marqué. Quand il existe à son maximum, c'est la plaque d'ivoire, la plaque *éburnée* des anciens auteurs. Cet aspect annonce d'ordinaire une évolution lente et une date ancienne de la maladie.

Résumons tous ces caractères et nous pourrons dire : que la plaque peladique est dépourvue de cheveux, que sur son pourtour, un grand nombre de cheveux s'épilent à la main, facilement et sans douleur ; que la plaque peladique est légèrement déprimée, lisse, unie, brillante, et qu'elle ne présente plus aussi visibles les orifices punctiformes de la peau normale.

β. — *Les cheveux peladiques.*

Au centre de la lésion les cheveux n'existent plus, il n'en reste aucun fragment, aucune trace. Mais au pourtour de la plaque de pelade se trouve une zone où les cheveux sont extrêmement rares et visiblement malades. Ces cheveux ont à peu près la forme et la dimension d'un point d'exclamation (!) d'imprimerie (voir sur la figure précédente). On a coutume de dire que ces cheveux ont la forme d'une massue, qu'ils sont « massués ». Cela est vrai, mais ne veut pas dire que leur extrémité supérieure ait augmenté de volume. C'est leur extrémité inférieure ou radiculaire qui est amoindrie. Ils ont de 4 à 7 millimètres de hauteur environ ; leur partie supérieure est foncée, leur portion inférieure claire et tellement menue que, même à la loupe, elle est à peine visible.

Porté sur une lame porte-objet dans une goutte de glycérine recouverte d'une lamelle, ce cheveu peut être examiné au microscope sans autre préparation (Obj. 6 ou 7, Leitz).

On remarquera (planche I, fig. 2, 3 et 4) que le bulbe du poil existe encore.

Le poil s'épile donc sans fracture ; quelquefois cependant il se rompt aux points les plus atrophiés. Un peu au-dessus de la racine existe un renflement connu sous le nom de renflement peladique du poil.

A un fort grossissement, la disparition du pigment capillaire dans toute la portion inférieure, diaphane, sera évidente, par comparaison surtout avec la portion supérieure du poil qui est restée fortement colorée et opaque.

Enfin, dernière remarque, on pourra voir sur les poils qui ont conservé leur racine bulbeuse, que ce bulbe est *petit, rond* ou *effilé* et ne présente plus en creux l'empreinte saillante de la papille sur laquelle il était implanté, empreinte que la racine du cheveu normal porte toujours (voy. pl. II, fig. 2, 3 et 4). Les cheveux que les doigts épilent tout au début d'une plaque peladique ne portent que cette seule altération. Le bulbe du cheveu est sphérique et non excavé.

En résumé les cheveux peladiques du pourtour d'une plaque ont la forme et la dimension d'un point d'exclamation. Examinés au microscope ils montrent :

1° Une partie supérieure normale et pigmentée ;

2° Une extrémité inférieure diaphane et atrophiée ;

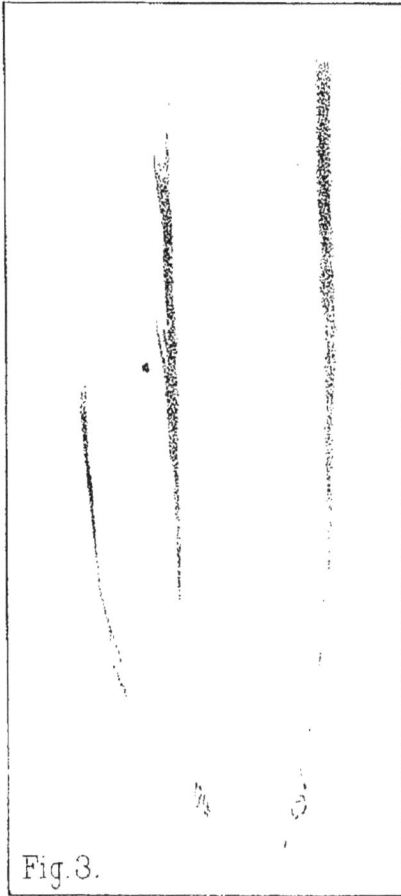

Pl. 1.

Fig. 4.

Fig. 3.

Fig. 2.

Cheveux peladiques

Altérations de la tige du cheveu
Altérations de la racine
(gross^t de 30 diamètres.)

V. Roussel del. et lith.

Imp. A. Lafontaine & Fils, Paris

3° Un bulbe radiculaire sphérique ou effilé en pointe;

4° Au-dessus de lui un renflement plus ou moins informe et irrégulier.

Il importe d'ajouter qu'aucune de ces lésions de cheveu n'est absolument spécifique de la pelade et ne peut être donnée comme pathognomonique.

§ II. **Marche de la maladie.** — Marche envahissante progressant excentriquement. Temps d'arrêt et reprises de la maladie : plaques polycycliques. La maladie en régression sur un point peut être envahissante sur un autre. Réinoculations au porteur : Pelades en aires multiples. — Période de réparation : Les follets de repousse. La canitie première des cheveux normaux. Guérison apparente et guérison réelle de la maladie. Les récidives de la pelade. Les récidives à longue échéance. Récidive ou rechute?

Maintenant que nous connaissons les symptômes objectifs de la pelade banale, examinons ses mœurs cliniques, son évolution, sa durée, La plaque peladique est envahissante et s'accroît.excentriquement. On s'en aperçoit à ce fait que des cheveux en lisière d'une tache et qui résistaient quelques jours avant à la traction s'épilent en masse et sans résistance entre deux doigts.

Cette extension périphérique de la plaque peut se

limiter spontanément, mais on peut voir aussi, après un temps d'arrêt, la lésion progresser de nouveau, et dans ce cas, le plus souvent, c'est sur un des points périphériques de l'ancienne plaque immobile qu'une touffe de cheveux s'enlève, greffant une petite plaque accessoire sur le bord de la première; ainsi se forment les plaques peladiques à contour *polycycliques*, irréguliers.

Au cours d'une pelade, il est fréquent aussi de voir une deuxième plaque se former en un point éloigné de la première. C'est la pelade *en aires multiples* (E. Besnier). Quelquefois l'inoculation secondaire s'est faite à la barbe ou aux sourcils, comme au cuir chevelu.

Dans tous ces cas on peut voir une plaque primitive en voie de guérison et en pleine repousse, quand d'autres, nouvelles, prennent naissance, ou restent immobiles sans tendance apparente à la guérison.

D'une façon générale on peut dire que les temps d'arrêt spontanés de la maladie et ses reprises intermittentes sont l'un des faits les plus singuliers et les plus fréquents que peut montrer la pelade. J'ai vu, par exemple, une plaque primitive large de moins d'un centimètre, située au-dessus du front, rester dans une immobilité parfaite pendant trois années;

à ce point que le porteur avait fini par croire à une cicatrice ancienne dont il ne s'était aperçu que par hasard. Après trois ans d'immobilité, la plaque a grandi, puis deux autres plaques secondaires ont paru, puis là pelade envahit les sourcils et la barbe, et dura trois nouvelles années. Ce sont là des faits d'exception, mais qu'il ne faut pas oublier. En plus petit et en moins grave, la plupart des pelades présentent quelques traits de ce tableau.

La plaque peladique vulgaire, bien traitée, guérit assez vite. Dès la cinquième ou sixième semaine, on peut voir à la loupe une multitude de follets incolores et d'une gracilité incroyable couvrir sa surface. Ces follets croissent, augmentent de nombre et de volume pour prendre finalement l'aspect des cheveux normaux. Mais toujours ces cheveux sont plus pâles que les cheveux voisins, souvent même ils sont blancs. Cet état est ordinairement transitoire, le cheveu se recolore après quelques mois et l'on peut même quelquefois assister dans la suite au phénomène inverse, les plaques restant finalement marquées par des cheveux plus foncés que les cheveux normaux de la même tête. Ce phénomène est plus fréquent chez les individus jeunes. La canitie persistante s'observe au contraire chez les individus âgés.

Mais quand les cheveux ont repris sur la plaque malade leur nombre, leur dimension et leur couleur, peut-on affirmer que la pelade est guérie? Cette question peut sembler étrange. Je la crois cependant très sérieuse. Je crois qu'il y a pour la pelade, comme nous le verrons pour les teignes, une guérison *apparente* et une guérison réelle.

Que l'on prenne une série de peladiques ayant dépassé trente ans et qu'on les interroge avec soin, on verra le nombre considérable d'individus qui avant la pelade actuelle en ont eu une autre, deux autres et quelquefois davantage. C'est là un fait qu'il est facile de contrôler et qui doit faire réfléchir le médecin[1].

Peut-on admettre que ces individus présentent une propension spéciale à contracter la pelade? qu'ils aient une réceptivité spéciale pour son microbe?

Ou bien est-ce une première pelade qui prédispose

---

1. A ce sujet, ma statistique personnelle portant sur 80 cas de pelade, pris indistinctement et sans aucun choix à la consultation externe de l'Hôpital Saint-Louis, se décompose ainsi qu'il suit :

Première atteinte de pelade	. . . .	41 cas.
Deuxième — —	. . . .	10 —
Troisième — —	. . . .	6 —
Quatrième — —	. . . .	2 —

et dans ce dénombrement je ne compte pas comme cas de récidives ceux où des plaques successives ont eu une évolution subintrante même pendant plus de deux ans (18 cas), mais seulement les retours de la maladie *après complète guérison apparente.*

le malade à une seconde? Ou bien la pelade nous
présente-t-elle un exemple de ce qu'on appelle le *mi-
crobisme latent*, le germe dépourvu de son pouvoir
nocif, attendant caché dans l'organisme une cir-
constance accessoire qui réveille sa pullulation et sa
virulence? Tout ce que l'on peut dire, c'est que des
plaques inertes depuis longtemps, pouvant s'étendre
brusquement et reprendre vie, il paraît possible au
microbe inconnu de la pelade de demeurer sur place
un long temps sans disparaître pour reprendre plus
tard son activité...

Pour moi, quand je vois des malades (et ils sont
légion) avoir présenté quatre pelades en dix ans ou
en vingt-cinq ans, il m'est impossible de croire à des
récidives vraies.

A mon avis toute la conception actuelle de la pelade
est à refaire. On considère ordinairement la pelade
comme un incident passager, transitoire. C'est que
l'on identifie, à tort selon moi, la plaque alopécique
qui est un symptôme et l'infection tégumentaire
qui la cause. Pour moi en effet, *la plaque peladique
n'est que le symptôme d'une infection tégumentaire
chronique, laquelle est d'une durée illimitée. La marche
ordinaire de la maladie est alternativement larvée*
(fausses guérisons) *et paroxystique* (fausses récidives).
Ses rémissions peuvent être passagères (pelades à ré-

pétitions) *ou même manquer tout à fait* (décalvantes
chroniques).

Quoi qu'il en soit, qu'il s'agisse de rechutes ou de
récidives, ce qu'il importe de retenir pratiquement
c'est le fait clinique. Exprimons-le suivant la conception actuelle qui identifie la pelade (entité morbide) et la plaque peladique (symptôme) : nous dirons
que *rien ne prédispose plus à la pelade qu'une pelade antérieure.*

§ III. **Les pelades anomales.** — Pélades à cheveux fragiles (BESNIER). Pelades achromiques. Décalvantes. Vitiligo
  et pelade. Pelades de la barbe.

Nous venons d'étudier la forme peladique banale,
la pelade en petites surfaces, « en petites aires ».
Mais on peut rencontrer des aspects un peu différents du cuir chevelu et du cheveu peladiques. Et il
nous faut dire quelques mots de ces exceptions.

A. — *Pelades à cheveux fragiles.*

Il y a d'abord un certain nombre de pelades où les
cheveux, au lieu de tomber spontanément en totalité,
se cassent *au-dessus* de la peau. Nous avons vu que
ce phénomène survenait quelquefois dans la pelade

normale ; mais au lieu de s'observer sur un ou deux cheveux seulement et à titre d'accident, il peut s'observer sur une multitude de cheveux disséminés en tous points de la plaque, quoique avec prédominance sur les bordures ; c'est à cette pelade que M. le Dr Ernest Besnier a très justement donné le nom de *pelade à cheveux fragiles*. Il semble bien, malgré la dissemblance objective des deux lésions, que la pelade à cheveux fragiles ne soit qu'une variété clinique de la pelade commune, relevant des mêmes causes et comportant le même pronostic. Mais le médecin doit la connaître cette forme pour éviter une erreur *de diagnostic*. Chez l'enfant, les cheveux cassés font penser à la teigne tondante et c'est quelquefois l'examen microscopique qui seul pourra trancher le diagnostic assurément.

Ce même symptôme de la fragilité du cheveu peladique, se retrouve souvent à titre de signe accessoire dans la pelade décalvante achromique dont nous avons aussi à parler.

B. — *Pelades décalvantes. Pelades achromiques.*

Certaines pelades se présentent *presque* d'emblée avec une physionomie grave. Après un court stade d'évolution chronique ou subaiguë, la plaque primi-

tive grandit de jour en jour. Des plaques secondes
se forment au loin et rejoignent la première, ne
respectant finalement que peu ou point de cheveux
sains. Quelquefois même la barbe est prise, les sourcils et même les cils peuvent disparaître. Le poil du
corps, aux aisselles, sur la poitrine, au pubis tombe
pareillement...

Ces pelades décalvantes, je le répète, ne sont pas
décalvantes d'emblée; toujours de petites aires peladiques précèdent les grandes aires...

Une fois constituées, ces pelades résistent à tous
traitements pendant des mois et des années. Et, bien
qu'on puisse voir la chevelure reprendre après ce
temps un aspect normal, le plus souvent, pendant un
très grand nombre d'années au moins, la chevelure
reste pauvre, ou même le cuir chevelu ne se montre
couvert que de follets grêles.

Ces faits rendent impossible de préciser la marche
de la pelade en général, car non seulement sa durée est incertaine, sa régression irrégulière et sa
guérison peut être incomplète, mais on peut même
assister à de brusques retours offensifs de la maladie,
qui peuvent être pires que sa première attaque et
détruire en huit jours le progrès fait en de longs
mois.

Et ces déglabrations peuvent être si subites, que le

cheveu peut être mort, *tué sur place*, casser à l'orifice, être devenu friable dans toute sa partie radiculaire, sans même avoir perdu son pigment. A la
pince on extrait ces longues racines, restées en place
bien qu'ayant perdu toute adhérence profonde...

Ces faits sont heureusement exceptionnels, on ne
connaît point leur cause spéciale de gravité. Dans
ces cas, l'altération profonde du tégument est certaine, tout le cuir chevelu est d'un blanc de lait, et
sur sa bordure sa couleur tranche avec la couleur
normale ou même fortement pigmentée du tégument voisin. Dans ces cas aussi, quand le cheveu repousse, il repousse invariablement blanc. Ce sont les
pelades achromiques ou achromateuses, confondues
par DEVERGIE avec le vitiligo.

A l'heure actuelle, où la filiation de ces pelades
décalvantes avec la pelade en petites aires ne peut
guère faire de doute (car toujours les décalvantes
sont précédées d'une pelade en petites aires), la question inverse se pose. Et l'on pourrait peut-être se
demander si certains vitiligos du cuir chevelu *sans
déglabration* ne sont pas des pelades larvées (voir Pelades de la barbe).

Ces pelades décalvantes et graves posent la question toujours pendante de la dualité des pelades.
Certains soutiennent encore que les pelades décal-

vantes relèvent d'une autre origine que la pelade
bénigne en petites aires décrite plus haut. Et la contagion des pelades est tellement irrégulière et fan-
tasque qu'on ne peut aucunement affirmer que ces
cas de pelade décalvante pourraient tous être contagieux. Ce que l'on peut dire du moins, c'est qu'il y a
des pelades décalvantes qui sont contagieuses. Ce
que l'on peut dire aussi, c'est que les pelades les
plus graves, à leur début paraissent identiques aux
pelades les plus bénignes et qu'objectivement du
moins elles ne sauraient être séparées.

C. — *Pelades de la barbe.*

La pelade de la barbe peut, chez l'homme adulte,
être primitive ou secondaire à une pelade du cuir
chevelu. Si nous lui consacrons quelques mots particuliers c'est qu'elle présente quelquefois certains
caractères spéciaux. En effet, dans la pelade de la
barbe très souvent la repousse des follets *incolores*
suit de près la décalvation. Et l'on assiste alors à
ce phénomène inconnu dans la pelade des cheveux,
d'une plaque rigoureusement couverte de poils
achromiques et qui continue de s'étendre par la périphérie. Il n'y a pour ainsi dire pas de déglabration,
et le poil normal, bien coloré, est presque remplacé

sans transition par un poil plus grêle et non pigmenté, *sans que cette repousse indique une limitation définitive* des bords de la lésion.

La pelade de la barbe est remarquable aussi par la lenteur de recoloration des poils nouveaux. Et l'achromie peut persister pendant de longs mois.

§ IV. **Pronostic de la pelade.** — Pronostic général. Pronostics particuliers. Mœurs variables des pelades. Importance pronostique des plaques peladiques situées en bordure des cheveux.

La pelade contagieuse vulgaire, encore aujourd'hui, est considérée comme d'un pronostic bénin. En apparence elle guérit en effet, dans un intervalle qui varie de sept semaines à quatre mois. Mais le pronostic doit compter avec les imprévus. L'imprévu, c'est la marche envahissante malgré le traitement; c'est la production de plaques nouvelles, ou même l'*atonie* d'une plaque petite. Les raisons de ces faits sont inconnues. Enfin le pronostic est fortement assombri par la possibilité toujours menaçante des récidives dans un avenir même lointain. La statistique qui précède le montre suffisamment.

Il est cependant quelques règles qui peuvent guider le médecin dans le pronostic de la pelade. Et il importe d'y insister parce que ce pronostic lui est toujours demandé par le malade dès le début du traitement.

1° Le médecin ne doit indiquer aucune échéance probable de guérison tant que l'épilation aux doigts amène encore des cheveux morts.

2° Il peut, au contraire, formuler une opinion plus rassurante, dès que les follets de repousse apparaissent, même à la loupe seulement, quand ils apparaissent sur *toute* la surface décalvée.

3° Il est des pelades pour lesquelles la guérison tarde beaucoup plus que dans les cas ordinaires. Ce sont principalement des cas où la plaque chauve est située *en bordure des cheveux*. Il y a là un fait d'expérience. Tant que la bordure est respectée, la pelade peut être considérée comme une pelade vulgaire ; du jour où cette bordure est mangée, a disparu, on peut prévoir une guérison plus lente (E. Besnier).

Cela est vrai surtout pour les pelades de la nuque. Est-ce parce que le collet de l'habit réinocule indéfiniment l'affection à la même place? Y a-t-il, comme le pensait M. Vidal, une influence nerveuse, une névrite périphérique, ou même une lésion centrale dont il croyait trouver la preuve dans la symétrie habituelle aux pelades de ce siège, on n'en sait rien. Mais le fait est certain et doit être retenu.

4º Il y a enfin des pelades limitées en tant que plaques dénudées et chauves, mais où il semble que l'influence décalvante existe sur toute la surface du cuir chevelu. Car, en tous ses points, si l'on essaie la résistance des cheveux, partout quelques-uns viennent entre les doigts, et entre les cheveux longs existent des cheveux courts présentant des altérations microscopiques peladiformes.

Ce fait a été signalé par M. Tenneson, nous l'avons vérifié maintes fois, il se rencontre plus souvent dans les cas de pelade en aires multiples et doit porter à réserver le pronostic. Telles sont les quelques règles qui peuvent guider le médecin, mais il ne doit jamais oublier en s'en servant que les allures morbides de la pelade sont extrèmement variables d'un cas à l'autre, et qu'il n'y a aucun moyen connu de distinguer sûrement dès le début une pelade grave d'une pelade bénigne.

§ V. **Contagion de la pelade**. — Mœurs de la pelade au point de vue de la contagion. « Pelades fertiles. » Épidémies familiales, scolaires. Épidémies de caserne. Différences de la pelade et des teignes mycosiques sous le rapport de la contagion.

La pelade en petites aires, nous l'avons dit, est certainement une maladie contagieuse ; cependant cette

contagion s'exerce suivant des mœurs particulières.
Tandis qu'on voit pour certaines teignes mycosiques,
pour les teignes tondantes spécialement, la maladie
se cantonner toujours en foyers (famille, école,
orphelinat, asile); tandis que, pour ces maladies, la
contagion est facile à suivre d'un cas à l'autre, il est
au contraire le plus souvent impossible de retrouver
la filiation, l'origine précise d'un cas de pelade. Et
pour *une* épidémie en foyer (école, caserne), épidémie
ordinairement très limitée d'ailleurs, on voit cent
cas isolés de pelades pour lesquels le malade ignore
la source de la contagion. Et sur ces cent cas, il y en
aura à peine deux ou trois qui deviendront l'origine d'un petit foyer épidémique familial.

De même, dans une épidémie de famille, deux
personnes ou trois personnes sont atteintes sur les
cinq ou six qui composent la famille entière.

La maladie est donc contagieuse, *certainement
contagieuse*, mais peu contagieuse, ou bien elle
demande, pour se transmettre, certaines conditions
réunies qui ne se rencontrent pas toujours.

Une des conditions principales est évidemment
l'*agglomération*. Car les seules véritables épidémies
en foyers que l'on observe, ce sont des épidémies
de caserne ou des épidémies de collège. Là, on peut
voir jusqu'à plus de cent contagions survenir en

quelques mois. Mais encore faut-il qu'il existe des
agents permanents de contamination. Dans ces cas
on retrouve toujours facilement la cause de la dissémination du germe et sa suppression enraye l'épidémie.

Ainsi dans les collèges : où les échanges de coiffure ne sont pas sévèrement interdits, où l'enfant
prend au hasard, parmi les autres, une coiffure
quelconque.

Ailleurs, comme dans les postes militaires : où les
hommes qui se succèdent sur le lit de camp appuient
leur tête sur le même traversin sans interposition
d'aucun drap... Il a suffi dans un cas semblable,
pour arrêter l'épidémie, de donner à chaque soldat
une serviette et de l'obliger à l'interposer entre sa
tête et l'oreiller.

En dehors de ces cas exceptionnels, il est rare, je
le répète, de voir un cas de pelade devenir sur place
l'origine d'une épidémie de quelque importance.

Cependant et par contre, la contagion de la
pelade *peut s'observer* même en dehors des grandes
agglomérations. On voit une pelade de la barbe, chez
le père, contaminer la chevelure de la fille, ou bien
la contagion s'exercer entre mari et femme, entre
frères et sœurs.

Il importait de faire ressortir la rareté relative de

ces cas, mais il importe encore bien plus de ne pas
méconnaître leur existence qui est indéniable. Car
on s'expose à voir de nombreuses contaminations
procédant directement de cette idée encore soutenue
par quelques-uns : que la pelade n'est pas contagieuse... Cette opinion est plus qu'une erreur
scientifique, puisqu'elle est dommageable au public.

§ VI. **Origine parasitaire de la pelade.** — Pourquoi
BAZIN la rangeait à côté des teignes d'origine cryptogamique.
Pourquoi elle en doit être séparée. Son parasite est inconnu.
Conjectures rationnelles que l'anatomie pathologique permet de faire à son sujet. Toutes les pelades sont-elles con-
tagieuses-parasitaires? Impossibilité actuelle d'établir une
catégorisation des pelades.

Dire qu'une maladie est contagieuse, c'est admettre
qu'elle est le produit d'un être vivant, car des contagions indéfinies supposent que le germe qui se propage
sans s'atténuer, se reproduit.

On a cru maintes fois connaître le parasite causal
de la pelade; on l'a même décrit et figuré! A l'heure
actuelle on sait au moins qu'aucune de ces descriptions n'est véridique et le parasite de la pelade reste
inconnu. Par une interprétation erronée d'un texte
de GRUBY, BAZIN attribua à la pelade le parasite que
GRUBY avait nommé : *Microsporum Audouïni;* aujour-

d'hui on a retrouvé le Microsporum Audouïni de
Gruby, mais il cause une teigne tondante et non la
pelade : Bazin s'était donc trompé. Mais tel est encore
le prestige de ce grand nom que même actuellement
plusieurs décrivent encore le Microsporum Audouïni
dans la pelade.

Ce fut cette erreur, donnant pour origine à la
pelade un champignon parasite analogue à celui du
favus et de la tondante, qui fit ranger la pelade dans
la catégorie des *teignes*. Mais on doit dorénavant,
pour prévenir la confusion des idées, restreindre ce
nom de *Teigne* aux seules maladies *mycosiques* du
cheveu, aux seules maladies du cheveu ayant pour
origine un parasite cryptogamique. La pelade mérite donc d'être séparée des teignes, elle en diffère
du reste à tous les points de vue.

Bien que le parasite de la pelade soit inconnu, ne
peut-on faire aucune conjecture à son sujet? Les
lésions du cheveu, celles de la peau ne montrent-
elles pas, dans une certaine mesure, comment ce
parasite peut agir, bien que nous ignorions encore
quel il peut être?

Je le crois pour ma part. L'anatomie pathologique
du cuir chevelu dans la pelade, montre des lésions
atrophiques du derme et de l'épiderme comme du
poil. Il y a « diminution » de toutes les parties con-

stituantes du tégument, diminution d'épaisseur totale, trahie par l'affaissement de la peau, diminution de chacun de ses reliefs papillaires normaux et diminution correspondante des cavités interpapillaires. Le poil qui s'insérait primitivement à 4 et 5 millimètres de profondeur montre sa papille à 1 millimètre seulement de la surface, parce que le niveau général de la peau s'est abaissé autour du cheveu. Enfin la papille même qui engendre le poil s'est atténuée presque jusqu'à disparaître ; aussi ne marque-t-elle plus son empreinte à la base du poil.

Quant au poil lui-même, on ne peut pas dire qu'il soit ni attaqué ni envahi ; il n'est plus ; il cesse d'être *parce que sa papille cesse de le produire*.

Ainsi, au point de vue anatomique, la pelade est une maladie du tégument et non pas du tout une maladie du cheveu. Ce n'est pas le cheveu qui est malade, c'est le tégument qui cesse de lui donner naissance.

Il semble donc que l'action du microbe de la pelade s'exerce sur la couche profonde de l'épiderme, sur le *corps muqueux de Malpighi*. Et si l'on admet que l'action de ce microbe ait pour effet de *sidérer* l'élément anatomique (suivant un mot heureux de M. E. BESNIER), d'inhiber toutes ses fonctions, on aura, je crois, l'hypothèse la plus plausible

du mécanisme de la pelade. Et nous verrons plus
loin que certaines *pseudo-pelades* relèvent directement d'un semblable mécanisme, créé par des
microbes banals que nous connaissons.

Beaucoup d'auteurs ont cherché à établir le rôle
possible de *lésions nerveuses* à l'origine de la pelade.
Et principalement pour les pelades généralisées, on
a cherché à expliquer par des troubles nerveux centraux ces déglabrations totales. Cette opinion
compte encore aujourd'hui de nombreux partisans
et si l'existence d'un *germe peladique* n'est plus
guère mise en doute pour la pelade contagieuse
commune, beaucoup supposent qu'il ne saurait, à lui
tout seul, créer les pelades décalvantes généralisées.

Étant donné l'absence de toute notion positive sur
le germe de la contagion peladique, on conçoit
l'impossibilité d'établir ou de ruiner la théorie nerveuse des pelades graves : tout ce qu'on en peut dire
reste dans le domaine des hypothèses.

Il existe certainement des pelades rigoureusement
symétriques, et dans ce cas l'action nerveuse centrale peut sembler indiscutable ; mais les pelades
symétriques sont d'une si prodigieuse rareté, qu'on
ne peut guère appuyer toute une théorie sur elles.

D'un autre côté, nombre de maladies, dont le
germe est connu, peuvent revêtir des allures plus

disparates encore que la pelade. Prenons l'exemple
de l'érysipèle, qui peut être la tache érysipéloïde,
évoluant en quelques heures sans symptômes généraux, ou bien l'érysipèle franc de la face avec son
cortège symptomatique d'apparence grave et de pronostic bénin.

L'érysipèle aussi peut — quoique très rarement —
s'étendre : c'est l'érysipèle de la face et du cuir chevelu; ou bien l'érysipèle ambulant, ou l'érysipèle
généralisé souvent mortel !

Et les lymphangites traumatiques ou opératoires,
et la lymphangite chronique érysipélateuse des
jambes qui crée l'éléphantiasis de nos pays, maladie
perpétuelle à récidives indéfinies.

Dans cette énumération de formes si diverses, je
passe encore l'érysipèle à suppuration et toutes les
variétés d'infections viscérales et généralisées que le
même *streptocoque* peut produire.

Bien entendu, il ne s'agit point de faire endosser
à ce microbe la responsabilité des pelades. C'est là
une simple comparaison.

Mais en considérant ce fait que l'érysipèle est
souvent suivi de chute de cheveux, ne semble-t-il
pas que — par comparaison — le mécanisme intime
des pelades s'éclaire?

Quand on remarque les récidives si fréquentes de

l'érysipèle, même à des échéances lointaines, les récidives de la pelade peuvent paraître moins étranges.

Quand je pense à l'érysipèle généralisé, l'idée d'une pelade généralisée microbienne me vient avant l'idée de la tropho-névrose.

Et quand, enfin, je vois, chez les malheureux atteints de lymphangite éléphantiasique des jambes, la moindre occasion quelconque redonner naissance sur leur lésion permanente à une nouvelle poussée d'érysipèle, je m'explique encore les rechutes des pelades décalvantes au moment où elles paraissaient vouloir enfin guérir. Et la durée interminable de ces pelades n'est plus pour moi une raison suffisante d'invoquer l'action nébuleuse du système nerveux.

Je n'insiste pas sur ces points hypothétiques de doctrine, car malheureusement aucune conclusion n'est légitimée même par le traitement.

Aux traitements habituels de la pelade vulgaire, on ajoute pour les pelades généralisées (en vertu d'idées théoriques) les douches froides, les bains électriques, etc., mais il est impossible, croyons-nous, de savoir quelle valeur leur attribuer.

§ VII. **Prophylaxie de la pelade**. — Rôle des instruments du coiffeur dans la dissémination des pelades (tondeuse mécanique). — Prophylaxie générale et particulière de la pelade.

Une théorie n'a de valeur qu'en ce quelle permet de relier des faits jusque-là épars. Celle qui précède a l'avantage de fournir une raison plausible de quelques points inconnus du problème de la pelade. Elle me semble éclairer surtout le mécanisme de sa pathogénie.

S'il ne suffit pas pour créer la pelade qu'un germe soit déposé sur le cheveu, s'il faut au contraire que ce germe soit déposé *sur le cuir* chevelu, on comprend que les peladiques créent rarement de gros foyers épidémiques; parce que la présence d'un peladique parmi des gens sains n'est que l'un des facteurs de la contagion.

On comprendrait aussi — ce qui semble être la vérité — que les instruments du coiffeur soient, dans la pratique, presque les seuls véhicules du germe morbide. Ces instruments peuvent (et surtout la tondeuse mécanique actuelle) prendre un germe sur une tête, sous quelque squame, le garder en dépit des nettoyages, le porter *entre* les cheveux, et *sur le cuir chevelu* d'un autre sujet, et créer du même coup les

minuscules portes d'entrée qui peuvent être nécessaires à sa pullulation ultérieure.

Toute la prophylaxie actuelle de la pelade est la
conséquence de ce qui précède. Elle vise presque
exclusivement les coiffeurs, car ils semblent tenir en
leurs mains la dissémination de la maladie.

Si les statistiques suivent sur ce point la marche
ascensionnelle des années dernières, nul doute que
l'opinion publique, à défaut d'une législation spéciale,
n'intervienne pour obliger les coiffeurs à la désinfection de leurs instruments chaque fois qu'ils ont
servi.

La plus simple de ces désinfections serait peut-
être le démontage rapide de ces instruments, le brossage à l'alcool de leurs différentes pièces, et une
ébullition de cinq minutes dans la glycérine.

En attendant ces mesures, tous les médecins doivent conseiller à leurs clients d'avoir leurs instruments à eux (peignes, brosses, ciseaux, tondeuses,
rasoirs, etc.) chez le coiffeur.

Ce sera sans doute la mesure la plus efficace contre la dissémination de la pelade, car elle ne dépend
que de la seule initiative privée; elle répond à la
peur grandissante du public, et même à un souci de
simple propreté, déjà bien acclimaté chez nous.

En ce qui concerne les agglomérations d'individus :

soldats, enfants des collèges, asiles, etc., nous aurons l'occasion de traiter d'une façon plus générale les mesures prophylactiques qui s'imposent, à propos des teignes mycosiques plus contagieuses. Tout ce que nous dirons d'elles est applicable à la pelade.

§ VIII. **Diagnostic différentiel de la pelade.** — *Cicatrices* du cuir chevelu. — *Favus.* — *Lupus érythémateux.* — Traces d'un *impétigo* passé. — *Pseudo-pelades.* — *Alopécies* des maladies infectieuses. *Séborrhée. Monilethrix.*

Le diagnostic de la pelade est en général facile. Ces surfaces glabres, arrondies, lisses, autour desquelles (dans toute leur période d'accroissement) de nombreux cheveux viennent à la main, presque sans traction, ne peuvent guère être confondues par le médecin avec les alopécies d'autres causes. Mais il est cependant des cas difficiles.

α) *Les cicatrices du cuir chevelu*, cicatrices de blessures, de furoncles, d'abcès sous-cutanés, peuvent en imposer au premier aspect pour une plaque peladique. Mais elles ont souvent une forme linéaire ou angulaire qui indique d'emblée un traumatisme antérieur. De plus, leurs bords sont ordinairement *gaufrés*. Elles sont plus déprimées que la plaque de pelade. Elles sont aussi plus décolorées, plus lisses encore et comme vernissées. Enfin les cheveux voisins sont solides.

β) *Le favus* que nous étudierons plus loin est une teigne cryptogamique dont l'évolution lente donne lieu à des cicatrices irrégulières; mais là encore, il y a *cicatrice*, souvent colorée en rouge, creuse, d'aspect vernissé, et entre les cicatrices irrégulières, persistent des touffes de cheveux normaux et solides si la maladie est terminée; de cheveux grisâtres et décolorés à leur base si la maladie existe encore. Enfin cette teigne évoluant très lentement avant d'aboutir à la cicatrice, l'étude des commémoratifs éliminerait vite la pelade.

γ) *Le lupus érythémateux* du cuir chevelu est rare et la pelade fréquente ; la déglabration du lupus érythémateux est encore cicatricielle, comme les précédentes. Ses contours sont irréguliers, déprimés, souvent bordés d'un liséré rose-violet, et recouverts de squames écailleuses minces, très adhérentes (*Herpès crétacé* de Devergie). De plus, même en l'absence de tout traitement, la plaque de lupus érythémateux est nettement douloureuse à la pression, ce qu'on n'observe jamais dans la plaque peladique.

δ) *Impétigo antérieur.* — Les traces que l'impétigo laisse après lui peuvent être pour le praticien d'une difficulté de diagnostic très réelle. Certaines sont visiblement cicatricielles et définitives. Mais d'autres ne le sont pas. En effet, si l'impétigo laisse des cicatrices, il cause beaucoup plus de taches alopéciques momentanées, sur lesquelles les cheveux repousseront. En règle générale, l'impetigo a existé en des points très multiples, il a donc créé dix, quinze, vingt taches alopéciques, toutes égales, plus petites que des plaques peladiques d'égal nombre. Quelquefois une croûte impétigineuse recouvre encore l'un des points. Enfin, autour de toutes les taches glabres, les cheveux demeurent solides.

ε) Il y a encore toute une catégorie de maladies connues sous le nom de *pseudo-pelades* ou *peladoïdes*, dont l'intérêt pratique est considérable. Nous leur consacrerons plus loin un paragraphe spécial.

ζ) Il reste enfin toutes les alopécies que peuvent créer les maladies infectieuses de toute nature, qu'elles soient générales, comme la scarlatine, la syphilis, ou locales, comme l'érysipèle de la face et du cuir chevelu. Elles ont toutes des caractères communs qui nous permettent de les présenter ensemble :

Toutes les fois que, dans une chevelure, les cheveux ayant gardé leur longueur normale viennent à la main, en *quantité*, sans résistance, sans douleur, *sur des surfaces considérables du cuir chevelu;* toutes les fois que la chevelure ainsi atteinte pré-

sente cette alopécie, non limitée, *diffuse*, et que les
cheveux paraîtront irrégulièrement clairsemés et
touffus (alopécies en clairière), comme est le poil
d'une fourrure mangée aux vers, il faudra s'enquérir
si le malade n'a point traversé récemment une fièvre
éruptive grave, s'il n'a point eu un érysipèle, ou une
fièvre typhoïde, ou encore et surtout un chancre
syphilitique.

η) Une autre maladie, celle-là toute locale, peut
donner lieu aux mêmes symptômes, c'est *la séborrhée*. On la reconnaîtra à l'enduit gras du cuir chevelu, couvert de « pellicules » en extrême abondance.
Et chez le malade la chute des cheveux persiste pendant des mois avec des rémissions et des reprises.

Dans tous les cas, on pourra voir, entre les cheveux longs, une multitude de cheveux jeunes et très
courts, ce sont les cheveux nouveaux qui vont rem-
placer les cheveux morts.

θ) *Le monilethrix* est une infirmité bizarre qui,
dans certains cas, peut être confondue objectivement
avec une pelade décalvante. C'est une maladie congénitale, familiale et héréditaire, caractérisée par le
cheveu moniliforme. Le nom de cette affection
explique la déformation du cheveu. Quand la maladie est peu accentuée les cheveux sont seulement
fragiles, et ne peuvent pour cette raison dépasser

une certaine longueur. Mais quand la maladie est
très prononcée, leur fracture à la base est constante
et la tête paraît déglabrée. Les commémoratifs, la
pérennité de la maladie, son existence dans la famille, suffiraient à faire penser à ce diagnostic que
l'examen du cheveu à la loupe trancherait sans difficulté.

§ IX. **Les fausses pelades.** — Déglabrations locales, suite de
folliculite, suite de traumatisme. Les pseudo-pelades à évolution cicatricielle.

Nous venons de voir que certaines infections générales (syphilis, scarlatine, etc.) pouvaient amener
une alopécie disséminée du type dit : alopécie en
clairière. Nous allons voir maintenant des infections
locales donner lieu à des alopécies localisées *en placards*. Et comme l'alopécie absolue d'un espace limité est le grand symptôme de la pelade, il est évident que les alopécies dont nous allons parler y
ressembleront beaucoup.

A. *Surfaces de déglabration autour de folliculites passées*. — On peut voir ordinairement dans la
barbe, mais aussi au cuir chevelu, survenir une ou
plusieurs plaques de fausse pelade non contagieuse,
dont l'évolution est la suivante :

En un point quelconque, un ou deux follicules pileux, voisins l'un de l'autre, s'enflamment, et il se forme un petit abcès folliculaire, saillant, conique, ressemblant assez à un furoncle. Au bout de quelques jours, et quand déjà la lésion est en régression, on peut, en essayant la résistance des poils qui centrent la folliculite, les retirer sans qu'ils opposent *aucune espèce de résistance.* Ils sont morts. Autour de ce centre, on trouvera encore, le lendemain, deux ou trois autres poils morts semblablement, et leur absence dessinera déjà une toute petite surface privée de cheveux. Mais laissée à elle-même, après dix ou quinze jours, cette surface s'agrandira encore par la chute spontanée des poils voisins. Et l'on aura, au total, une surface déglabrée qui arrivera aux dimensions d'une pièce de cinquante centimes. Arrivée à ce point, la lésion s'arrêtera, puis elle régressera lentement comme une surface peladique vraie; des follets incolores la couvriront d'abord, puis des poils adultes et, finalement, il restera seulement, au centre de la lésion, la cicatrice de la folliculite, et la place vide du poil au pied duquel la lésion primaire avait évolué.

Le mécanisme de cette lésion est toujours identique à lui-même. Le premier stade est marqué par la folliculite, le second par la déglabration (stade pseudopeladique), puis — 3ᵉ stade — la repousse survient, toujours lente.

L'examen microscopique et la culture donnent, pareillement, toujours les mêmes résultats. La folliculite est due au staphylocoque doré. Les poils du centre en sont comme imbibés, ils sont expulsés par l'abcès folliculaire. Quant aux cheveux périphériques, l'ensemencement de leur racine est négatif. Ils sont morts — tués à distance — mais non envahis. Au microscope rien ne distingue ces cheveux-là des cheveux atrophiés de la pelade. C'est la même forme en point d'exclamation, la même atrophie radiculaire, le même bulbe effilé et dépigmenté sans empreinte papillaire.

Il semble dès lors que cette folliculite du staphylocoque doré suit le même processus que nous avons hypothétiquement admis pour la pelade vraie. L'inoculation microbienne est centrale, elle ne dépasse pas le centre même de la lésion, mais les produits microbiens et l'évolution microbienne du centre causent à distance un traumatisme des papilles voisines. Elles ne sont pas envahies, elles sont *sidérées*, et le poil auquel elles donnent naissance est un poil atrophié, exactement peladique.

Voilà les faits auxquels nous faisions allusion en parlant de la pathogénie probable de la pelade. Ici le microbe est pyogène, il cause une folliculite ; mais qu'on le suppose non pyogène et sa lésion sera la pelade telle que nous la connaissons.

Étant donné la nature et la marche de cette lésion, le traitement sera facile à instituer.

Ces folliculites sont malheureusement récidivantes (comme la pelade, mais à plus brève échéance), et il n'est pas rare de voir disséminées dans la barbe ou à la nuque trois, quatre et même six et huit aires alopéciques, quelques-unes encore centrées par une croûtelle sèche, dernier vestige de la folliculite passée[1].

B. *Surfaces déglabrées autour d'un point traumatisé du cuir chevelu.* — On peut voir, autour d'un traumatisme contondant du cuir chevelu, une petite surface déglabrée se produire. Les cheveux sont encore visibles ; mais comme s'ils étaient coupés au ras de la peau, comme des points très fins aux ori-

---

1. Dans ce type morbide, je conseillerais le traitement suivant :

1° Deux fois par jour savonnage au savon de toilette et à l'eau bouillie additionnée d'un dixième de *coaltar saponiné.*

2° Après le rinçage et le séchage, frictions légères de toutes les régions malades avec une boulette d'ouate hydrophile imprégnée du mélange suivant :

> Naphtol. . . . . 1 gramme.
> Eau de Cologne . . . . 100 grammes.

Empêcher les récidives est presque la seule indication thérapeutique ; on peut activer le retour des poils à la surface de la plaque, par la recoupe quotidienne des poils de repousse.

fices folliculaires. La pince ne peut les prendre, mais par raclage on en obtient des parcelles minuscules et le microscope n'y montre, au milieu de débris épithéliaux, que des masses amorphes pigmentaires. Cet état d'atonie des papilles à la suite d'un traumatisme est à rapprocher de l'atonie des papilles voisines d'un abcès folliculaire. C'est un état généralement assez long contre lequel on doit essayer les excitants alcooliques, sans que l'action thérapeutique soit d'ailleurs certaine.

C. *Pseudo-pelades à évolution cicatricielle.* — Il nous reste enfin à dire quelques mots des maladies diverses décrites sous le nom de pseudo-pelades à évolution cicatricielle.

On voit survenir quelquefois, ordinairement chez les jeunes gens, des déglabrations dans lesquelles le poil est expulsé en totalité par un processus d'inflammation sourde, profonde, péripilaire. Il s'agit donc de folliculites chroniques, et ce seul nom montre que le processus dont il s'agit est bien loin du processus peladique, où aucune inflammation quelconque ne peut à aucun stade de la maladie se rencontrer.

Presque tous les poils de la région sont plus ou moins atteints, mais la forme totale de la lésion est irrégulière. Le poil malade extirpé enlève avec lui une gaine grasse, hyaline (cellules épidermiques) qui environne sa partie radiculaire,

Quelquefois, le doigt promené sur la région malade sent au travers de la peau des nodosités plus ou moins dures, toujours peu volumineuses.

Cette maladie est lentement et sourdement extensive et ne se termine que par une cicatrice apparente, mais au bout d'un temps très long qui se compte par années, le plus souvent les poils reparaissent et reparaissent presque tous. La durée de la maladie est difficile à préciser.

Cette affection — ou ces affections, car le même syndrome cache peut-être des causes diverses — est fort mal connue encore.

A ce sujet nous ne pouvons dire qu'une chose, c'est que lorsqu'on rencontre une de ces folliculites innominées, chroniques, il faut de toute nécessité éliminer d'abord le diagnostic *de favus*. Nombre de fois, quand nous croyions avoir rencontré l'une de ces périfolliculites chroniques à évolution cicatricielle, dites pseudo-pelades, l'examen microscopique nous a montré qu'il s'agissait d'un favus. Et il faut se rappeler que la preuve du favus est dans ce cas difficile à donner, et que l'examen microscopique doit être pratiqué à maintes reprises avant que ce diagnostic ne soit écarté sûrement. Ce n'est pas dire, avec quelques auteurs, que *toutes* ces pseudo-pelades soient des favus méconnus, il y en a certainement qui ne sont pas d'origine favique. Mais il importait de faire ressortir la difficulté du diagnostic différentiel, d'autant que la preuve positive de ce diagnostic est pratiquement plus difficile à donner.

Le traitement du favus — l'épilation — donnerait, suivant les auteurs, de bons ou de mauvais résultats. Je crois qu'il faut s'y adresser d'abord, étant donné son innocuité, et l'incertitude thérapeutique où l'on est encore sur cette question.

CHAPITRE II

TRAITEMENT DE LA PELADE

CHAPITRE II

TRAITEMENT DE LA PELADE

§ I. **Traitements ordinaires**. — Pelades bénignes. L'antisepsie simple donne des résultats nuls. Tous les traitements efficaces emploient des médicaments irritants : Préparations cantharidées, acide phénique, acétique, etc.

Prophylaxie locale dans la pelade. L'épilation, l'antisepsie des parties saines du cuir chevelu. De la conservation de la chevelure chez la femme. De la prophylaxie chez les peladiques après guérison.

La nature contagieuse de la pelade accusant le rôle causal d'un parasite, il semblerait logique d'en inférer que le traitement doit être anti-parasitaire. Cependant l'action des parasiticides et des antiseptiques sur la pelade semble nulle tant que le médicament employé n'agit pas indirectement par une irritation du tégument. En d'autres termes, les médicaments qui semblent agir sur la pelade sont ceux qui provoquent l'exfoliation consécutive des couches épidermiques et leur renouvellement incessant par la profondeur.

La teinture de cantharides, l'acide phénique ou l'acide acétique, comme la potasse ou l'ammoniaque, paraissent agir semblablement.

On ne connaît donc pas de médicament qui soit un spécifique de la pelade, mais ce n'est pas dire par là qu'aucun médicament n'ait d'action sur elle. Nous croyons, au contraire, que beaucoup peuvent être utilisés avec profit; l'important, c'est qu'ils aboutissent à l'irritation locale.

Des médicaments en nombre infini ont été préconisés contre la pelade, et toujours chacun de ces traitements divers a fourni à son auteur des résultats merveilleux. Deux conclusions vraies peuvent être tirées de ces faits. La première, que la plaque de la pelade est très généralement d'une évolution bénigne, n'opposant pas une grande résistance à l'agent thérapeutique, quel qu'il soit; la seconde, qu'aucune statistique probante ne peut être établie pour juger de la valeur d'un médicament, quand il s'agit d'une lésion de marche spontanée variable.

Sans donc nous attarder à des énumérations inutiles, nous indiquerons d'abord les traitements consacrés, parce qu'ils semblent les moins fragiles; après ce que nous venons de dire, il sera d'ailleurs facile de les diversifier à l'infini. Après leur exposé succinct, nous en étudierons un autre qui nous est personnel et qui nous a paru donner de bons résultats.

Prenons, pour premier exemple, le traitement d'une pelade bénigne, en aire unique, chez un homme :

1° On fera couper les cheveux ras (coupe militaire);

2° On fera extirper autour des plaques en activité tous les cheveux qui se laissent enlever entre deux doigts;

3° Ensuite on pratiquera autour de la plaque malade une bordure d'épilation à la pince. Cette bordure doit être élargie jusqu'à ce qu'elle rencontre des cheveux parfaitement solides (E. Besnier);

4° Tous les deux jours, le malade fera sur la plaque, en dépassant légèrement sa bordure, une friction avec une boulette d'ouate hydrophile imprégnée du mélange suivant :

> Vésicatoire liquide de Bidet. . 1 partie.
> Chloroforme anesthésique. . . 3-4 parties.

et, aussitôt après, *le liquide resté sur la plaque sera étanché avec une autre boulette d'ouate sèche* (E. Vidal);

5° Tous les matins, on pratiquera une friction de la totalité du cuir chevelu *sain* avec la lotion suivante :

Alcool camphré . . . . 125 gr.
Essence de térébenthine . . . . . 25 —
Ammoniaque liquide. . . . . 5 —

(*Lotion excitante de l'hôpital Saint-Louis.*)

On recommandera au malade la même friction (avec une autre boulette d'ouate) sur les sourcils et de même sur la barbe. Mais partout cette friction doit être faite, entre les cheveux, *sur la peau même*, et non pas superficiellement sur les cheveux.

On comprend toutes les modifications qu'on peut faire à ce traitement, et toutes celles qu'on *doit* y faire en certains cas. Ainsi, par exemple, le danger qu'il y aurait à se servir du vésicatoire liquide dans un cas où la dimension des plaques pourrait faire risquer une néphrite cantharidienne. On se servira alors d'une préparation moins violente, et dont les bons résultats sont appréciés de tous les dermatologistes :

Acide acétique cristallisé . . . . . 1-3 gr.
Chloral . . . . 5 —
Éther officinal. . . . . 30 —

(E. BESNIER.)

Nous l'avons dit, les mêmes bons résultats peuvent être obtenus avec des médicaments très divers, pourvu qu'ils maintiennent et renouvellent l'irritation légère du tégument.

« Il faut, disait M. E. VIDAL, que la plaque soit maintenue toujours *très légèrement* chaude et *très légèrement* sensible au toucher. »

Dans l'exemple que nous venons de prendre, l'épilation des bordures dégage la partie malade, et, de plus, elle pratique entre elle et les cheveux sains une tranchée d'isolement. La coupe totale des cheveux permet l'entretien et l'antisepsie constante des parties saines.

Mais il est des cas où le sacrifice de la chevelure ne peut s'exiger. Si, par exemple, il s'agit d'une chevelure de femme, la supprimera-t-on pour une tache peladique de deux centimètres de large?

Il faut que la femme connaisse le danger d'une réinoculation au voisinage de la plaque première ; mais si elle est avertie et refuse le sacrifice de ses cheveux, on pourra la traiter et la guérir, à la condition que la toilette très minutieuse de son cuir chevelu sera faite par une autre personne qu'elle-même.

Quand il s'agit chez une femme d'une plaque énorme ou de plaques multiples, il faut lui représenter le bénéfice d'un sacrifice complet et les avantages très réels d'une perruque bien faite. Une fois la tête rase, c'est la toilette médicale du matin faite en quelques minutes, au lieu de l'heure laborieuse qu'elle demandait auparavant. Car il faut songer à la peine quotidienne du nettoyage des cheveux sur le peigne dans toute leur longueur, et cela pour une préservation aléatoire.

Mais, d'autre part, le médecin doit se faire scrupule d'exiger d'emblée et sans réflexion le sacrifice des cheveux, en songeant qu'une chevelure de femme peut mettre plus de cinq ans à reprendre sa longueur totale.

Suivant toujours notre hypothèse d'un cas de plaque peladique moyenne, nous sommes arrivé, après six à dix semaines, au moment où l'on distingue de nombreux follets de repousse, quel doit être le traitement à cette période?

D'abord on ne doit pas continuer l'épilation des bordures, car un cheveu épilé entier peut mettre trente jours et davantage à reparaître à fleur de peau : on s'exposerait à laisser autour de la plaque guérie et couverte de cheveux une lisière dénudée.

On continuera, au contraire, les applications irritantes locales, quitte à diminuer légèrement la quotité de la substance vésicante, ou le taux d'acide acétique ou phénique de la formule.

Mais, en outre, il y a grand avantage à recouper aux ciseaux ou même raser plusieurs fois par semaine les follets de repousse. On hâte ainsi de beaucoup le moment où ils reprendront un diamètre normal.

Il va sans dire que l'usage des frictions antiseptiques sur le cuir chevelu sain doit être prolongé. Il doit être conseillé, je crois, plusieurs mois encore après la guérison, en apparence définitive, pour prévenir chez les peladiques les rechutes ultérieures, les plaques nouvelles.

On devra conseiller les savonnages fréquents, les frictions alcooliques, dont voici une bonne formule :

> Salol. . . . .   1 gr. 50
> Alcoolat de lavande. . . . . .   100 —

Enfin, comme nous ne savons pas assurément si les pelades, récidivant chez les peladiques anciens, ne sont pas le résultat d'inoculations nouvelles, c'est à eux surtout qu'il faut conseiller une prophylaxie sévère. Un ancien peladique ne doit, sous aucun prétexte, se laisser toucher par le coiffeur avec les instruments qui servent à tout le monde.

§ II. **Traitement des pelades graves.** — Vésication des surfaces malades et cautérisation de la surface vésiquée. Ses indications. Ses résultats.

Dans le traitement de la pelade, en bien des cas, je crois qu'on aurait tort de s'attarder à l'usage des topiques anodins. Pourquoi ne pas enrayer même violemment une tache peladique commençante, surtout quand il s'agit d'une récidive? à plus forte raison, pourquoi ne pas agir de même quand la décalvation fait tous les jours des progrès sous les yeux mêmes du médecin.

J'ai parlé plus haut des traitements connus de la pelade bénigne. Je vais examiner maintenant des cas plus graves.

Voïci une pelade en aires multiples, en évolution depuis plusieurs mois. Le centre de la plaque première peut être couvert de follets de repousse; mais que le médecin n'avance pas encore son pronostic. Entre la plaque ancienne et les cheveux sains, il existe une bande envahissante de cheveux malades et fragiles. A la pince, ils se cassent, ils offrent une certaine résistance à l'épilation totale, et cette épilation est légèrement douloureuse; mais cette résistance est médiocre, bien différente de celle des cheveux sains. Sur d'autres plaques, la limite des cheveux sains et malades est diffuse. Parmi les cheveux sains d'apparence, il en existe de cassés jusqu'à un et deux centimètres au delà de la bordure, et même plus loin encore. Ce sont là des symptômes graves d'envahissement. Dès qu'on les observe il faut affirmer la longueur probable du traitement. Il faut aussi agir de suite et vigoureusement.

Qu'on ne vienne pas dire ici que la pelade est avant tout une maladie bénigne et que par conséquent on ne doit agir sur elle qu'avec toute modération. Consultez le malade, il consentirait à tout pour être délivré d'une pareille infirmité. La gêne sociale qui en résulte est un sujet permanent de chagrin et d'hypochondrie. Si pénible que fût le traitement proposé, il accepterait d'emblée de s'y soumettre si on lui donnait foi en ses résultats.

Le traitement que je propose est d'ailleurs simple et d'application facile, puisque je sais des malades qui ont pu le pratiquer sur eux-mêmes pour des pelades de la barbe.

On fait épiler le pourtour de la plaque de pelade jusqu'à la zone de cheveux parfaitement sains. Cela fait, on applique un soir une couche de vésicatoire liquide pur.

Le lendemain matin on ouvre aux ciseaux la bulle formée, on étanche la surface vésiquée avec un tampon d'ouate hydrophile sèche, puis on fait, sur la surface mise à nu, un badigeonnage rigoureux avec une solution de nitrate d'argent au 15e.

Le lendemain de la cautérisation la plaque est noire. Quatre jours après l'eschare épidermique se

détache et laisse voir un épiderme reformé. Ces vésicatoires peuvent être renouvelés chaque semaine.
Très fréquemment, quand la seconde eschare tombe,
à la loupe les follets de repousse sont déjà visibles.

J'ai vu des pelades immobiles depuis deux ans
qui, sous l'influence de ce traitement, se sont mises
de suite en marche vers la guérison.

Reprenons une à une chacune des opérations que
comprend ce traitement pour bien indiquer leur
manuel opératoire.

A. *Application vésicante.* — L'application du vésicatoire liquide ne doit comprendre que les surfaces
glabres ET LEUR BORDURE, et respecter les surfaces où
les follets de repousse sont déjà visibles.

Dans une pelade en repousse centrale, en extension périphérique, l'application du vésicatoire doit
être faite en couronne et ne porter que sur la zone
d'envahissement, *et un peu plus excentriquement
encore*[1].

La surface d'application *ne doit pas* dépasser les
dimensions de la paume de la main. Si les surfaces
dénudées sont plus considérables, il faudra les traiter
alternativement, mais avant tout il ne faut pas s'ex-

---

1. Cette remarque est motivée par ce fait que l'action de la cautérisation semble se borner à faire apparaître les follets là où ils manquent. Je n'ai pas observé que ce traitement ait aucune efficacité pour
faire croître en force et en volume des follets déjà nombreux.

poser à une néphrite ou une cystite cantharidiennes.

L'application vésicante doit être faite le soir. De cette façon la bulle sera formée le lendemain. On restreint ainsi autant que possible le temps pendant lequel le traitement apporte au malade une gêne *visible*.

B. *Cautérisation.* — Le lendemain matin, le médecin ouvre avec des ciseaux la phlyctène formée. De la main gauche il tient pendant ce temps un tampon d'ouate hydrophile, disposé au point déclive de façon à absorber tout le liquide contenu dans la phlyctène.

Puis il récline en volets les parois de la bulle, de façon qu'ils ne gênent pas la cautérisation. Cela fait, avec un tampon serré d'ouate hydrophile, il étanche le liquide restant sur les parties dénudées.

Si le malade est pusillanime, le médecin fait alors un badigeonnage léger avec une solution de cocaïne au $\frac{1}{50}$ et il avertit le malade de son efficacité.

Puis prenant un pinceau formé d'un flocon d'ouate hydrophile roulé sur une baguette, il le trempe dans une solution de nitrate d'argent, l'étanche légèrement pour éviter le *coulage* et il badigeonne toute la surface dénudée en roulant la baguette tenue entre deux doigts.

La douleur, sur une surface maxima de dix cen-

timètres carrés, est assez vive mais toujours facilement supportable pour l'adulte, et même pour l'enfant,
sans cocaïnisation préalable. Sauf pour un seul malade particulièrement douillet, je n'ai jamais eu
besoin de recourir à la cocaïne. La douleur s'affai-
blit instantanément pour disparaître après trois minutes.

Je ne conseille l'excision aux ciseaux des fragments réclinés de la phlyctène que lorsque la cautérisation est faite. Pendant la cautérisation, ils
servent très utilement à empêcher le coulage de la
solution caustique, et à limiter son action aux bords
de la partie vésiquée. L'excision de ces lambeaux
d'épiderme est pratiquée aux ciseaux courbes.

L'opération terminée, on recouvre la région traitée,
d'un duvet d'ouate hydrophile qui se détachera de
lui-même avec l'eschare éliminée.

Il importe d'ajouter que *jamais*, dans aucun cas,
la cautérisation de nitrate d'argent au quinzième sur
la surface mise à nu d'un vésicatoire ne laisse après
elle de *cicatrice alopécique*, ni même une trace cicatricielle quelconque.

On peut faire à ce mode de traitement plusieurs
critiques. D'abord il est un peu plus douloureux que
ceux dont on use habituellement.

Cela est vrai ; cependant sa douleur n'est pas telle

qu'elle ne soit facilement supportée par tous les malades. ·

Ensuite il nécessite l'intervention du médecin; sans doute, mais beaucoup d'autres traitements de la pelade, précisément les plus actifs, sont dans le même cas : ainsi les cautérisations à l'acide acétique pur par exemple.

Du reste ce traitement n'oblige le malade qu'à une visite hebdomadaire, puisque le vésicatoire ne peut être renouvelé plus souvent sur le même endroit. Le malade, qui s'est fait ou s'est fait faire la veille son application vésicante, arrive au médecin avec une phlyctène prête pour l'abrasion et la cautérisation...

Je n'insisterai pas davantage sur ce point.

Je n'apporte ce traitement ni comme un spécifique d'un usage sûr, ni même comme s'appliquant universellement et indistinctement à tous les cas de pelade.

On pourra dans l'avenir limiter son emploi à certains cas déterminés, où il montre, semble-t-il, une efficacité particulière : Pelade au début, pelades envahissantes *à cheveux fragiles*... etc. Il est facile de voir du reste que, dans l'idée qui a présidé à son invention, l'empirisme et l'expérience des autres ont été pour beaucoup, car le vésicatoire simple est depuis longues années utilisé dans la pelade, avant même E. VIDAL qui a seulement généralisé son emploi.

Il est facile également de voir combien la théorie pathogénétique de la pelade, que nous avons développée plus haut, semble ici vérifiée par le succès du traitement. Car dans l'hypothèse d'une pullulation microbienne intra-épidermique, le traitement par l'exfoliation de l'épiderme et l'application d'un antiseptique violent sur ses couches profondes apparaît comme le seul rationnel.

Enfin j'ajouterai que, dans nombre de cas, l'efficacité de ce traitement est évidente à ce point que l'on pourrait après coup diagnostiquer, par la forme et l'étendue des îlots de repousse des cheveux ou des poils, la forme, l'étendue et le siège des vésicatoires appliqués, — les régions malades et non traitées demeurant encore vierges de tout duvet nouveau.

Pour résumer en deux mots les indications que je trouve à ce traitement, je dirai :

1° Qu'il faut traiter toute pelade *naissante* de cette façon, et *dès son début*.

2° Qu'on évitera ainsi, j'ai toute raison de le penser, la formation et l'*extension des pelades graves*.

3° Enfin, qu'on a, en y soumettant le malade, plus de chances d'*éviter les récidives* de la pelade, récidives qui sont le grand symptôme de cette maladie insuffisamment mis en lumière jusqu'ici, et qui constituent pourtant, à mon avis, sa plus réelle gravité.

§ III. **Traitement des pelades décalvantes, totales.** —
Insuffisance des moyens thérapeutiques actuels.

Un mot encore, en ce qui concerne le traitement
des pelades totales, des pelades *décalvantes.* Nous
avons donné plus haut notre opinion pathogénétique
à leur sujet. Pour nous, elles sont microbiennes
comme les autres et j'en ai pour ma part observé
une qui, après vingt-quatre ans, semble avoir donné
lieu à une contagion (mère et fille).

Ce n'est pas à dire, cependant, qu'on ne confonde
pas aujourd'hui dans la pelade des entités morbides
diverses : cela, nul ne peut le dire. Ce que je soutiens
seulement, c'est que la majorité des pelades décalvantes et totales, *cliniquement* relève de la même
origine que les pelades bénignes en petites aires.

En certains cas, il semble que les calvities origi-
nairement produites par le mécanisme de la pelade
demeurent et persistent moins par la persistance
du germe morbide lui-même que par l'état d'atrophie
de la papille que le germe aurait créé dès son premier passage.

En d'autres cas, où la pelade décalvante passe par
des alternatives de repousse et de rechute, il semble
au contraire que l'absence de poils se perpétue, en

raison de la perpétuité d'action du germe morbide, continuant à demeurer et à vivre dans l'épaisseur du tégument.

Quoi qu'il en soit, ces données, toutes hypothétiques, pas plus que la recherche empirique, n'ont fourni pour le traitement des moyens décisifs.

Le traitement, s'il agit, n'agit qu'avec une extrême lenteur. On peut tout essayer contre les pelades décalvantes, et on ne s'en est pas fait faute, sans obtenir un seul résultat radical et permanent. Il semble que le processus morbide suive malgré tout son cours spontané, et les repousses sont tellement lentes, si peu nettement consécutives au traitement, qu'on ne peut guère lui en faire remonter le bénéfice.

Dans des cas semblables, j'essaierais sans aucun doute le traitement dont la description précède. Et je l'essaierais consécutivement plusieurs fois en un même siège, cherchant à reconstituer un premier îlot de repousse. Car souvent ces îlots font taches d'huile, et, par la suite, grandissent d'eux-mêmes.

Les meilleurs auteurs préconisent dans ces cas un traitement général reconstituant : pour ma part, je n'ai jamais rencontré l'état général défectueux qu'ils ont vu chez les peladiques graves : perte de forces, anémie, etc. L'hypochondrie et ses conséquences se rencontrent plus souvent.

De toutes facons, il y a bien peu de malades chez qui l'hydrothérapie, les bains électriques, les toniques, etc., rencontrent des contre-indications. On pourra, sur la foi des auteurs, les prescrire. Ne fût-ce que comme moyens psychiques, ils peuvent avoir leur utilité.

CHAPITRE III

APERÇU GÉNÉRAL
SUR LES TEIGNES CRYPTOGAMIQUES
LES TEIGNES TONDANTES EN PARTICULIER

5

CHAPITRE III

§ I. **Généralités sur les teignes.** — Les teignes vraies (maladies du cheveu ayant une origine cryptogamique). Elles sont au nombre de trois : les deux teignes *tondantes* et la teigne *faveuse*. Le parasite de chaque teigne est différent et spécifique. Le parasite est la cause première et suffisante de la maladie. Causes secondes : Influence du rang social des malades. Les teignes sont des maladies des pauvres.

On désignait autrefois sous le nom de TEIGNES toutes les maladies du cuir chevelu. Il ne faut plus entendre par ce terme *que les seules maladies du cheveu qui reconnaissent pour cause un parasite cryptogamique.* Cette définition, nous l'avons dit, exclut la pelade, dont le parasite est inconnu.

Ce groupe des teignes ne comprend plus que trois

maladies distinctes, relevant chacune d'un parasite différent. Deux de ces maladies sont caractérisées par la fragilité du cheveu, qui se casse spontanément à peu de distance de la peau : en raison de ce caractère on les désigne sous le nom de *teignes tondantes*. Mais elles sont, malgré ce symptôme commun, complètement distinctes l'une de l'autre.

I. La première est la teigne tondante « à petites spores » ou *teigne spéciale de Gruby*.

II. La seconde est la teigne tondante « à grosses spores » ou teigne *trichophytique*.

III. Enfin à côté de ces deux teignes, se range la *teigne faveuse*. Nous étudierons l'une après l'autre ces trois entités morbides.

Ce ne sont point les seules affections humaines qui reconnaissent pour cause un champignon inférieur. *une moisissure;* plusieurs autres maladies tégumentaires ont une origine analogue, le *muguet* par exemple, le *pityriasis versicolor*, l'*érythrasma*. Mais ces diverses *mycoses* atteignent, ou bien les muqueuses, ou bien l'épiderme et non pas le poil. Si donc elles se trouvent proches parentes des trois teignes que nous décrirons, elles s'écartent cependant de notre plan d'études et nous n'aurons pas à en parler.

Dans les trois teignes proprement dites, *les deux tondantes et le favus*, le parasite cryptogamique est la cause première et suffisante de la maladie, c'est-à-dire que la lésion est uniquement causée par la vie même du parasite dans le cheveu.

Cependant, à côté de cette cause première, certaines causes secondes favorisent le développement des teignes. Ces causes secondes sont mal connues, elles existent pourtant. Puisque les teignes ne se rencontrent presque exclusivement que dans les classes pauvres, c'est que telle ou telle condition de vie ou de propagation de leurs parasites ne se rencontrent que dans ce milieu. Mais pour le moment, préciser davantage ces conditions est impossible. On incrimine le plus souvent l'absence de soins de propreté, la promiscuité plus grande, l'alimentation vicieuse, et l'hygiène générale mauvaise. Ce sont des causes hypothétiques qui sont seulement rationnelles et qu'il est également impossible de prouver ou de nier scientifiquement.

§ II. **Généralités sur les teignes tondantes.** — Les deux *tondantes* ont de nombreux points communs. Ce sont des maladies exclusives à l'enfance. Elles se ressemblent comme symptômes, elles sont presque également contagieuses, et toutes deux d'une évolution extrêmement longue.

Fréquence actuelle des teignes tondantes. Paris et sa région traversent une épidémie considérable en ce moment. Répartition des teignes tondantes dans une grande ville. Les asiles de la première enfance, les petites pensions, les écoles pau-

vres. Rôle possible des lois scolaires dans l'extension des
teignes tondantes. Épidémies d'hôpital. Les services d'incu-
rables. Les services de maladies chroniques.

Toutes les teignes ont ce point commun d'être
des maladies essentiellement locales et bénignes, qui
ne touchent en aucune façon apparente à la santé
générale du malade.

Le cheveu est envahi et plus ou moins détruit par
la végétation du parasite. Le parasite envahit aussi
les éléments de la peau voisine, mais tout cela se fait
sans retentissement général et même sans douleur.

Les deux teignes tondantes dont nous parlerons
d'abord, ont encore entre elles beaucoup d'autres
points communs. Aussi n'y a-t-il pas lieu de s'éton-
ner qu'on les ait confondues l'une avec l'autre jusqu'à ces années dernières (1892).

Tout d'abord, *les deux teignes tondantes* n'envahis-
sent que les cheveux *de l'enfant*, elles ne s'observent
jamais dans les cheveux de l'adulte.

Nous savons, d'autre part, qu'elles se traduisent
l'une et l'autre par la fracture spontanée du cheveu,
un peu au-dessus du niveau de la peau ; rien que ce
fait leur concède une grande ressemblance objective.

De plus, l'une et l'autre teignes tondantes sont
extrêmement contagieuses pour les enfants.

Neuf fois sur dix on les observe à l'état d'*épidémies*

en foyers, au milieu des agglomérations : écoles, hôpitaux, etc. Enfin les deux tondantes ont encore un
autre point commun. Elles sont d'une évolution tellement lente que leur durée *spontanée* se chiffre non par
des mois mais par *des années*. Elles durent souvent
deux ans, quatre ans et même davantage. Et cependant, malgré ces allures si torpides, ce sont des maladies qui finissent toujours par *guérir spontanément*,
le plus souvent vers l'époque de la puberté. Cette
guérison qui peut tarder davantage est constante,
même en l'absence de tous soins médicaux. Et toujours aussi, la guérison s'accompagne de la *restitu-
tion intégrale* de tous les éléments envahis. Tous les
cheveux malades guérissent un à un, et rien, pas
même une cicatrice légère ou partielle, ne peut faire
deviner après guérison la place d'une lésion ancienne.

Nous allons cependant montrer que les teignes tondantes, en dépit de leur bénignité réelle et de leur
guérison spontanée, sont des maladies des plus redou-
tables parmi toutes celles qui peuvent atteindre notre
population infantile. Elles sont graves, à cause de
leur EXTRÊME CONTAGION, et aussi en raison de leur
DURÉE INDÉFINIE.

La fréquence relative et absolue de chacune des
espèces de teignes cryptogamiques est extrêmement
variable suivant les temps et les lieux. Ainsi les

teignes tondantes sont fréquentes en France et en
Angleterre, rares en Allemagne, plus rares encore
en Hollande où elles sont presque inconnues.

Même en France, le nombre et la nature des
teignes varient d'un lieu à un autre. A Lyon, on
observe environ trente teignes *faveuses* pour une
tondante; à Paris, on observe plus de cinquante tondantes pour un cas de favus. Il est inutile d'ajouter que
nous ignorons toutes les causes de ces fluctuations.

Pour ne parler que du pays où nous observons, on
peut dire que la fréquence des teignes tondantes est
grande dans la région parisienne. Il semble même que
Paris et ses environs traversent une véritable crise
sous ce rapport. Depuis quelques années les épidémies scolaires et hospitalières s'y multiplient en dépit de tous les efforts. Et des épidémies de *plusieurs
centaines* de cas viennent de montrer récemment
toute la gravité de la situation.

Les tondantes ne sont un fléau que pour les enfants *du peuple*, ce sont des maladies presque
inconnues du médecin dans sa pratique civile, il ne
les trouve qu'aux dispensaires, aux hôpitaux, aux
bureaux de bienfaisance, à l'école.

Sur une carte démographique d'une grande ville,
dressée à ce point de vue, on pourrait voir que les
teignes épargnent les quartiers centraux et se loca-

lisent exclusivement dans les faubourgs. Les écoles populaires — pour lesquelles le service médical est insuffisamment assuré — sont remplies d'enfants teigneux. Les *asiles* où sont reçus les enfants du premier âge pendant que leurs parents vont au travail, les *ouvroirs*, les *orphelinats*, les *patronages*, etc., sont actuellement autant de foyers de ces maladies, et je n'hésite pas à croire que le nombre de ces établissements contaminés dépasse largement le nombre des mêmes établissements qui ne le sont pas.

Il est difficile d'évaluer avec quelque certitude le nombre d'enfants atteints de teigne tondante que Paris contient, car plus de la moitié des cas demeure inconnue. Mais ayant fait sur la question une assez longue suite de recherches, je suis en droit de présumer que le nombre des enfants atteints de ces maladies doit approcher de 3 000.

Pour contrôler ces chiffres, il suffit d'ailleurs de consulter les commissions médicales de l'Assistance publique qui ont charge d'examiner les enfants avant leur envoi temporaire dans les hôpitaux de convalescence. Ces commissions éliminent environ cinq enfants sur cent pour cause de teigne — microscopiquement vérifiée. — Et cette proportion énorme est faite tout entière de cas de teigne tondante au début, dont les parents eux-mêmes n'ont point connais-

sance; tous les cas évidents à première vue ayant été
dirigés sur les services internes ou externes affectés
au traitement des teignes.

Ces enfants n'étant aucunement choisis, provenant
des quartiers les plus différents de Paris, il s'ensuit
que la proportion de teigneux qu'ils présentent peut
être généralisée et que sur cent enfants pauvres de
Paris, il y en a aujourd'hui cinq qui ont la teigne,
cela, sans compter les quelques centaines de cas
avérés, en cours de traitement dans les hôpitaux...
Ce sont là des chiffres navrants!

Mais à quoi attribuer la recrudescence si évidente
des teignes tondantes? Beaucoup de causes pourraient être invoquées.

Et d'abord ces maladies comme les autres ont des
causes d'augment et de décroissance qui nous
échappent; nous l'avons fait remarquer déjà.

Mais mille causes adjuvantes contribuent à rendre
aujourd'hui ces maladies si fréquentes : Elles sont
presque inconnues des médecins, tout à fait inconnues du public. Il est de tradition dans certains
milieux que la maladie est peu contagieuse, et, en
nombre de cas, les religieuses ont conservé l'usage
de traiter leurs enfants malades par des recettes
empiriques, ce qui n'est pas bien sérieux, mais
parmi leurs enfants non malades, ce qui est beau-

coup plus grave. Peut-être enfin les lois scolaires en multipliant les occasions de contact et de rapports entre les enfants ont-elles amené, en partie, ces résultats inattendus d'elles?

En outre, et ceci est certainement la cause la plus sérieuse, la prophylaxie générale de ces maladies n'est nulle part assez surveillée, et l'Assistance publique est organisée à ce point de vue d'une façon tout à fait insuffisante pour parer même aux plus impérieuses nécessités du moment; nous reviendrons plus loin sur ce fait.

Certaines conditions, enfin, semblent conduire fatalement aux épidémies de teigne tondante. On comprend par exemple que les services hospitaliers de chirurgie soient mal organisés pour reconnaître et traiter les teignes. Et cependant un enfant teigneux peut avoir, comme un autre, besoin d'être hospitalisé dans un service de chirurgie. Qu'on ne prenne pas garde à la teigne quand il s'agit d'un cas de coxalgie grave, je suppose, et une seule admission, surtout dans ces services de maladies chroniques où les enfants demeurent de longs mois, suffira pour créer une épidémie. La salle entière pourra être contaminée avant que le diagnostic d'un seul cas ait été posé.

Pour bien saisir la vérité de ce que je dis et dont

chaque mot pourrait s'appuyer d'un exemple, il faut
savoir comment évolue une épidémie de teigne tondante et c'est ce que nous allons étudier maintenant.

§ III. **Les épidémies de teigne tondante.** — Naissance d'un
foyer d'épidémie, son extension sourde. Les *tondantes* sont
insuffisamment connues et redoutées. Leur contagion est
presque aussi fatale que celle de la rougeole. Personne ne
peut croire à la gravité de ces affections. Preuves de cette
ignorance générale. (Il n'y a pas encore un service hospitalier de chirurgie pour des enfants atteints de la teigne.)

    Épidémie constituée. — Séparation des enfants sains
et des enfants malades. Extrême difficulté de reconnaître les
tondantes à leur début. Une épidémie n'est presque jamais
détruite, elle n'est qu'atténuée. Surveillance d'une école
après une épidémie. Rôle des médecins inspecteurs. Insuffisance de leur instruction. Résultats pécuniaires d'une
épidémie bien traitée. Résultats d'une épidémie ordinaire,
insuffisamment traitée : épidémies familiales. Dissémina-
tions indéfinies. Les faux certificats de guérison. Transfert
à des écoles voisines. Influence des teignes tondantes sur
l'instruction et l'éducation des enfants. Vagabondage des
enfants teigneux. Effets sociaux des teignes tondantes.
Résumé.

Pour comprendre les épidémies de teigne tondante, ce qu'il faut savoir d'abord, c'est que la maladie est presque invisible pour un œil non prévenu,
avant que les plaques malades n'aient atteint de
grandes dimensions.

Cela posé, et la suite le prouvera, il devient facile de comprendre qu'un premier enfant teigneux puisse être admis dans une école jusque-là saine, sans qu'on ait à croire à une grossière inadvertance de son directeur ou même de son médecin.

Et si celui-ci avait admis l'enfant malgré quelque suspicion, les premières suites de cet acte seraient faites pour confirmer et le médecin et l'instituteur dans leur fausse sécurité. Car, pendant *des mois*, rien ne trahira le danger latent, l'épidémie se répandra sourdement, sans se montrer; *sa diffusion est d'une extrême lenteur*.

Trois mois, dix mois après seulement, on se trouvera devant des lésions tellement visibles du cuir chevelu et de la peau que le doute ne sera plus permis. Un spécialiste sera mandé. Son examen révélera que les deux tiers ou les trois quarts des enfants de l'école sont contaminés. Alors il ne peut plus être question d'épurer mais de licencier l'école.

J'ai dit que les teignes tondantes sont inconnues du plus grand nombre des médecins. Tout le monde d'ailleurs se refusera à croire à l'extrême importance d'une lésion qui, même en se développant, ne touchera jamais à la santé générale de l'enfant, et qui, de plus, au début est si limitée qu'elle serait facilement recouverte par la plus petite pièce de monnaie.

Eh bien, cependant, l'enfant porteur d'une telle lésion, même bien traitée, ne sera pas guéri avant six mois ; non traité, ne le sera peut-être pas dans quatre ans. Et pendant ce temps, cette teigne demeure, pour tous les enfants qui l'approchent, aussi contagieuse que la coqueluche ou la rougeole.

Il y a là un véritable paradoxe, qui, je l'ai bien vu, augmente réellement la gravité de la maladie.

Aucun médecin n'arrive à croire à la gravité de ces affections avant d'avoir été par sa négligence le fauteur d'une épidémie. Il lui semble un peu ridicule d'attacher tant d'importance à ce phénomène, *que quelques poils pincés se cassent entre les doigts et qu'ils sont devenus friables.*

Encore bien moins fera-t-on croire à un chirurgien qu'il expose une salle entière d'enfants à cette maladie terrible, s'il reçoit parmi eux un malheureux atteint de teigne... et en même temps d'un mal de Pott ou d'une coxalgie qui pourtant exige, au nom de l'humanité, une hospitalisation immédiate.

Laissons cela et revenons à l'épidémie d'école que nous avons vu constituer par une première négligence involontaire, et examinons maintenant les suites normales qu'elle entraîne.

L'épidémie reconnue, il faut séparer les enfants restés sains des enfants devenus teigneux.

Ici commence, même pour le spécialiste, une besogne terriblement compliquée; on le comprendra de suite : si une plaque de teigne est difficile à reconnaître quand elle est moins grande encore qu'une pièce de menue monnaie, cette plaque, si petite qu'elle soit, était quelques jours avant plus petite encore. Elle a, je suppose, trente cheveux malades, elle en avait naguère dix, ou même... cinq... ou trois. Si habile soit-on, comment dépister sur une tête saine, au milieu d'une forêt de cheveux sains, *trois cheveux courts, un peu décolorés et cassants?*

Des cas plus graves encore peuvent se présenter. Sur deux cents enfants côte à côte, teigneux et sains mélangés, il y en a certainement qui ont sur leur tête le germe, à peine reçu d'un autre, qui seront par conséquent teigneux demain, et qui ne le sont pas aujourd'hui. Comment reconnaître ceux-là?

On ne les reconnaît pas; et ils demeurent.

A moins d'examens répétés pendant un grand nombre de semaines, ces enfants échappent à l'examen, et c'est ainsi que les épidémies de teigne sont le plus souvent *atténuées* sans être radicalement *détruites.* Et l'on peut dire qu'une école contaminée reste, en dépit de tout effort et pendant des années, la source de contagions nouvelles.

Une des premières conséquences d'une épidémie

de teigne est donc de créer un foyer désormais *endémique* de contagion.

Et quelle ne devra pas être, dans la suite, la surveillance de l'instituteur et du médecin pour surprendre ces nouveaux cas à l'origine et les expulser.

Si le spécialiste y suffit à peine, que pourra faire le médecin inspecteur, qui encore aujourd'hui obtient ce poste sans justifier d'aucun stage spécial dans les hôpitaux d'enfants et dans les services de teigneux?

Mais poursuivons encore, car d'autres questions pressantes se posent. Que fera-t-on des enfants teigneux d'une école ainsi contaminée?

Les isoler dans l'école? c'est illusoire, et d'ailleurs, pour le crédit de sa maison, l'instituteur ne le peut pas. Supposons — ce qui n'est pas — que l'Assistance publique dispose pour ces enfants de services spéciaux en nombre suffisant. Voilà, pour une inadvertance première, cinquante ou même cent enfants à la charge pécuniaire et morale de l'Assistance pour un laps de temps *de dix à trente mois*, qui pour quelques-uns, les plus atteints, ira jusqu'à trois ans et quatre ans!

Donc, dans cette hypothèse, la seule qui soit à l'abri de tout reproche au point de vue des responsabilités encourues, ce sont des dépenses énormes et qui ne peuvent être aujourd'hui imputées sur aucun crédit existant.

Mais les choses se passent plus simplement d'ordinaire. Les enfants teigneux d'une école sont renvoyés à leur famille, purement et simplement. Mais ces familles ont d'autres enfants qui vont être contaminés à leur tour; et alors commence une dissémination indéfinie...

Autre cas. Un enfant de l'école, peu atteint mais reconnu par le médecin spécialiste, est renvoyé. Qu'il soit de suite placé par ses parents dans une autre école, on l'y acceptera sans aucun soupçon : et voilà une deuxième épidémie qui se prépare. Je pourrais citer des faits et des chiffres.

Ou bien encore, que les parents de cet enfant aillent consulter un médecin ignorant des teignes, ils obtiendront sans difficulté un certificat de non-contagion, moyennant lequel ils auront droit de faire de nouveaux teigneux...

N'avons-nous pas vu, pour une seule épidémie d'école de 43 cas, *vingt-six certificats faux* donnés à la légère, presque tous revêtus de la même signature, et quelquefois même deux et trois certificats faux consécutifs, délivrés chacun à un mois d'intervalle, par le même médecin, au même enfant non guéri !!!

Que l'on s'étonne donc de l'état actuel de l'endémie parisienne en présence de pareils faits!

Un dernier point de la question demeure entier.
A lui seul il suffit à démontrer la gravité du sujet,
et à justifier les trop longs développements qui précèdent. Ce point n'est inconnu que de ceux à qui la
question des teignes est entièrement étrangère, car
tous les dermatologistes pourraient en faire foi. Et
cependant aucun auteur n'y a suffisamment insisté.

Cinquante enfants teigneux sont expulsés d'une
école, dix à peine pourront trouver place dans les
services spéciaux de teigneux (Trousseau, Enfants-
Malades). Dix autres pourront, grâce aux sacrifices
des parents, être conduits chaque jour à l'École externe de Saint-Louis. Que deviennent les trente
derniers? Les parents occupés à leur travail ne peuvent les garder à la maison; parmi ces enfants,
ceux mêmes que leur âge pourrait faire mettre en apprentissage ne peuvent se faire embaucher. Au bout
de six semaines, ils vagabondent. En six mois leur
démoralisation est complète. Qu'on songe encore à la
durée infinie de ces affections! C'est pour deux ans
et davantage que ces enfants sont hors la loi, sans
école, sans métier, à l'âge même où la direction de
l'instituteur et de l'éducateur est la plus nécessaire...

C'est l'observation de ces faits qui a guidé M. Laillier, le respecté médecin de Saint-Louis, mort aujourd'hui, à créer l'École des teigneux, malheureusement vingt fois trop insuffisante...

Après tout cela, le problème que posent aujourd'hui les teignes peut être en quelques mots pleinement énoncé. Le voici :

Il y a dans Paris plusieurs milliers d'enfants teigneux.

Les uns non reconnus, les plus dangereux, sont en ce moment même l'origine des épidémies de demain, plus nombreuses et plus graves que celles d'hier. Ils remplissent les écoles, les asiles, les orphelinats.

Les autres sont reconnus, il y en a environ 500 qui sont traités par l'Assistance publique.

Les derniers sont reconnus et ne sont pas traités. Plus nombreux que les précédents, ils ne trouvent ni dans leurs familles, ni dans les hôpitaux, ni dans des écoles spéciales les soins matériels et surtout moraux auxquels ils ont un droit absolu.

Ceux-ci, on leur doit la guérison, on ne les traite pas; on leur doit l'éducation, on ne la leur donne pas. Ils sont *des centaines* à Paris seulement.

Après ce bref résumé, il ne nous reste qu'à dire

quels sont les moyens prophylactiques dont on dispose actuellement contre la teigne ; ce qu'est l'Assistance publique de la teigne... et aussi ce qu'elle
devrait être.

§ IV. **L'Assistance publique et les teignes tondantes.** —
Urgence extrême de mesures sérieuses. Leur nécessité plus
grande pour les tondantes que pour le favus et la pelade.
 Nécessité d'un *hôpital central de teigneux*. Son utilité prati-
que. Son rôle dans l'éducation spéciale des médecins-inspec-
teurs d'école.
 Les *dispensaires-écoles*. Leur rôle pratique. Leur nécessité.
 Les *services de chirurgie destinés spécialement aux enfants
teigneux*.
 Résumé.

Tous les motifs que nous venons de résumer montrent, il me semble, qu'il y a une extrême urgence à
prendre des mesures sérieuses contre l'invasion
actuelle des teignes tondantes. Avec leurs conséquences et leur pouvoir de dissémination, ces maladies, quand elles en sont arrivées au degré de
diffusion où elles sont à Paris, cessent d'être négligeables. Toutes les années marquent une augmentation
du nombre des teigneux et l'invasion récente de
quelques lycées et écoles riches, la contamination
de familles que leur rang social semblait mettre à
l'abri d'une pareille atteinte, montrent bien que, si

l'on ne met de sérieuses barrières au développement
du fléau, il ne faut pas s'attendre de longtemps à
voir l'endémo-épidémie actuelle rétrocéder.

Les considérants qui précèdent ne peuvent s'appliquer ni aux autres teignes : la *teigne faveuse*, ni
à la *pelade*. Dans notre région du moins, le *favus*, —
maladie rurale, — est d'une extrème rareté et se
montre très peu contagieux. Quant à la pelade, —
maladie d'ailleurs plus fréquente chez l'adulte que
chez l'enfant, — sa bénignité habituelle et sa guérison relativement rapide n'exigent pas d'hôpitaux-
écoles. Jusqu'ici l'hospitalisation des pelades n'a
donné que de mauvais résultats. La séparation des
peladiques et des teigneux dans un même local est
toujours incomplète, et leur mélange aboutit, quoi
qu'on fasse, à faire contracter une tondante qui durera quinze mois à un peladique qui, sans l'hôpital,
aurait le plus souvent guéri en quelques semaines.

C'est pourquoi tout l'intérêt de la prophylaxie des
teignes est localisé aux seules teignes tondantes, et
cela, nous le répétons, parce qu'elles sont *infiniment plus nombreuses, plus contagieuses* et *plus rebelles* que toute autre.

Les teignes tondantes étant une maladie des *enfants pauvres*, leur traitement relève presque exclusivement de l'Assistance publique. Nous aurons peu

à insister sur ce qui existe aujourd'hui comme traitement de la teigne dans l'Assistance publique. En réalité, tout est à faire...

Il y a dans les hôpitaux de Paris trois services de teigneux qui font ensemble 250 lits [1], auxquels il faut ajouter 130 places d'élèves externes à l'école spéciale (demi-pensionnat) de Saint-Louis [2].

C'est en tout 380 places pour traiter 3000 teigneux!

Et non seulement ce chiffre de 380 places est environ dix fois trop faible, mais la disposition des services est faite de façon à annuler en partie leur utilité.

D'abord une seule école externe ayant 130 places est beaucoup trop grande, car un seul quartier de Paris recruterait à peine 130 teigneux. Et l'on n'ima-

1. Ces places se répartissent ainsi :

	Filles.	Garçons.
Enfants-Malades	50 lits.	50 lits.
Trousseau	36 —	34 —
Saint-Louis.	20 —	20 —

2. L'école de Saint-Louis devrait permettre l'admission de 180 enfants. Provisoirement le baraquement dans lequel elle est installée ne donne au réfectoire que 130 places, ce qui limite à ce chiffre le nombre des élèves.

Nous n'ajoutons pas à cette liste l'hôpital, temporairement installé à Moisselles (Seine-et-Oise), pour soigner uniquement les enfants atteints par l'épidémie de teigne tondante de Berck-sur-Mer (1893). Cet hôpital, à la guérison des enfants qu'il contient, ne gardera pas cette destination.

gine pas que les enfants qui habitent Passy ou Plaisance viendront tous les matins à l'école à Saint-Louis pour en revenir tous les soirs.

D'autre part, les 250 lits de teigneux des services hospitaliers sont consacrés exclusivement à des enfants qui n'ont *que la teigne*. Or ces enfants, qui (sauf leur teigne) sont en parfaite santé générale, n'ont rien à gagner et beaucoup à perdre à un séjour de plusieurs mois à l'hôpital. L'Assistance ne peut prendre cette charge écrasante d'hospitaliser complètement *tous* les teigneux, elle ne devrait donc fournir *le lit* qu'à ceux qui sont atteints, outre leur teigne, d'affections médicales ou chirurgicales sérieuses. Ces enfants sont très nombreux, et actuellement n'ont pas dans l'Assistance un seul lit pour les recevoir.

Examinons donc, dans l'Assistance publique, non pas ce qui est, mais ce qui est *à faire*. Cette étude ne sera pas seulement théorique, car d'abord les *desiderata* que nous formulerons vont, en partie du moins, être réalisés, grâce au Conseil municipal de Paris, et en outre l'examen général des nécessités auxquelles conduit l'état actuel familiarisera le lecteur avec la prophylaxie très spéciale que les teignes tondantes imposent.

Dans une ville comme Paris, aux prises avec l'épidémie que Paris traverse et qui se prolongera sûrement pendant de longues années il faut pour lutter contre l'envahissement de la maladie :

1° *Un hôpital central de teigneux;*

2° *Un certain nombre de dispensaires-écoles* semés dans les faubourgs ;

3° *Le dédoublement des services de chirurgie* d'enfants en service de teigneux et de non-teigneux.

Nous allons étudier chacun de ces points successivement.

A. Et d'abord *l'hôpital central des teigneux.*

C'est la nécessité la plus urgente, et heureusement notre vœu le plus près d'être réalisé [1].

Cet hôpital doit être le modèle — en grand — de ce que chacun des dispensaires-écoles sera en petit.

Il contiendra un certain nombre de lits et surtout une école externe — et aussi un laboratoire. C'est le quartier général de l'étude des teignes, le centre des études médicales sur le sujet. Il doit fournir un enseignement théorique et pratique permanent à tous les

---

1. Le Conseil municipal de Paris a voté la construction de cet hôpital à la fin du dernier exercice, et sa construction sera commencée au printemps prochain.

médecins d'enfants, à tous les médecins-inspecteurs d'écoles, et je dirais presque à tous les instituteurs.

L'étude clinique, l'étude microscopique et mycologique des teignes, l'étude thérapeutique enfin, si difficile et si peu connue jusqu'ici, y seront faites et enseignées.

Là, on formera des médecins qui sauront ce qu'est la maladie qu'ils sont appelés à prévenir et à reconnaître. Et alors, on sera en droit d'exiger d'eux, pour obtenir ce poste de l'inspection des écoles, un certificat de stage spécial, qui témoignera de leur compétence.

L'hôpital central aura donc cette double utilité d'être un centre de traitement pour les enfants malades, et un centre d'études pour le médecin.

B. Les *dispensaires-écoles*, dont l'idée première revient à M. le Dr Feulard, répondent à d'autres nécessités : à ce fait d'abord que l'enfant teigneux est bien portant et n'a pas un besoin absolu d'une hospitalisation complète, impossible à réaliser d'ailleurs pour tous les teigneux de Paris ; à ce deuxième fait que l'enfant a droit à l'école, et *n'en doit pas être retiré pour un laps de temps de plusieurs années ;* à cet autre, enfin, que tous les faubourgs contiennent des teigneux, et que ceux-ci doivent avoir les soins médicaux et l'école à proximité.

Quatre ou cinq dispensaires-écoles de ce genre, à la rigueur, seraient suffisants. Ce seraient de simples écoles communales, auxquelles un dispensaire et quelques infirmiers seraient adjoints. L'enfant recevrait les soins nécessaires, il assisterait à l'école, et le soir, la tête couverte d'un pansement occlusif, il retournerait dans sa famille.

C. Quant aux *services hospitaliers mixtes* de chirurgie et de teigne, le besoin en est si pressant, que c'est un étonnement profond pour nous de voir qu'ils n'existent pas et que personne ne signale leur absolue nécessité.

Quelle difficulté y aurait-il à dédoubler les services de chirurgie d'enfants : une salle contenant les teigneux, l'autre les non-teigneux?

Comment ne pas trouver lamentable qu'un chirurgien introduise une teigne dans un service jusquelà sain, ou soit forcé de laisser hors de l'hôpital un enfant qni aurait le besoin le plus urgent d'un traitement impraticable au dehors, tel que l'extension continue, par exemple?

Il faut avoir vu par séries ces malheureux enfants, à la fois teigneux et porteurs d'un mal de Pott avec abcès, ou d'une coxalgie fistuleuse, pour voir la nécessité de cette réforme.

Et la réforme serait de partager un service par une cloison, et cette réforme ne se fait pas!

Résumons l'ensemble des mesures générales que les teignes tondantes imposent, à Paris.

Quand on aura un *hôpital spécial de teigneux*, il centralisera l'étude des teignes, et leur enseignement. Il formera des médecins inspecteurs d'écoles. Et ces médecins, munis de leur certificat de stage spécial, seront en mesure de protéger les écoles contre l'invasion de la teigne, et d'épurer les écoles contaminées.

Quand on aura des *dispensaires-écoles spéciaux*, quatre au moins dans Paris, les enfants teigneux de tous les faubourgs pourront y être à la fois traités et élevés, y continuer leurs études sans interruption. Et la moyenne de la durée des teignes tondantes sera diminuée de suite, quand ces enfants pourront être traités dès le début de leur affection, sans attendre, comme aujourd'hui, pendant trois mois, une place problématique à l'école; sans attendre, pour être traités, que la maladie — longue en raison de l'étendue de ses lésions — ait envahi toute la tête.

Enfin, quand on aura des *services hospitaliers mixtes*, les malheureux enfants atteints à la fois de maladies chirurgicales et de teigne pourront trouver à l'hôpital un lit pour les recevoir.

Et le chirurgien ne sera pas, comme aujourd'hui, arrêté par ce dilemne : ou infecter son service sain, en hospitalisant cet enfant, ou laisser l'enfant mourir dans la rue.

CHAPITRE IV

MÉTHODES ET TECHNIQUES D'EXAMEN DES TEIGNES

7

CHAPITRE IV

MÉTHODES ET TECHNIQUES D'EXAMEN
DES TEIGNES

Aucune description écrite de techniques pratiques ne vaut une heure de pratique effective. Sous cette réserve, on peut néanmoins donner pour la recherche et la reconnaissance des teignes tondantes, pour le détail d'une inspection d'école, pour l'examen microscopique des cheveux suspects, pour leur mise en culture, enfin pour les points principaux que doit contenir une observation clinique de teigne, quelques indications utiles. Elles seront consultées avec fruit par un débutant, et le praticien le plus exercé ne peut-il pas avoir besoin de rechercher de temps à autre dans un aide-mémoire quelque détail oublié?

§ I. **Examen direct.** — Instruments nécessaires à un examen direct. Pince à épiler. Loupe montée. Lampe à alcool.

Coupe de cheveux nécessaire, et nettoyage du cuir chevelu des enfants soumis à l'inspection.

Inspection. — Le local. Les accessoires. Posture de l'enfant. Posture du médecin. Rôle d'exploration de sa main gauche. La pince ne doit pas quitter sa main droite.

Différences individuelles des cuirs chevelus entre eux. Les cheveux forts, faibles. Les cheveux cassés, les follets. Différences d'implantation des cheveux : Implantation régulière, implantation par bouquets. Cuirs chevelus secs, gras, squameux. Enduit séborrhéique du vertex. Taches séborrhéiques des tempes. *Impetigo pédiculaire.*

Tous les enfants qui ont eu un cercle d'*herpès* au visage doivent être signalés au médecin. Les touffes de cheveux foncés. Leur signification.

Importance de la lésion de la peau dans la reconnaissance à l'œil nu d'un point de teigne. Importance de la coloration, de la décoloration, de la forme, de la direction, de la dimension du cheveu. Indications fournies par la pince.

Découverte d'un point suspect : la loupe montée. Prise des cheveux suspects pour l'examen microscopique, pour la culture bactériologique.

Qu'il s'agisse d'un seul enfant ou d'un groupe d'enfants, le détail des opérations à pratiquer est le même. L'inspection scolaire imposant quelques nécessités supplémentaires, c'est elle que nous décrirons.

Toute inspection d'un cuir chevelu demande un certain nombre d'instruments qui sont de première nécessité. C'est d'abord la *pince à épiler*. Il en existe d'un nombre infini de modèles. La pince que j'emploie est la petite pince dite de Lailler dont les mors ont la forme extérieure d'une cuiller. On peut user de celle que l'on préférera, mais il est absolument nécessaire que les mors de la pince que l'on choisira soient assez étroits pour aller chercher entre plusieurs cheveux celui-là seul que l'on veut atteindre. Cette considération doit faire proscrire absolument toutes les pinces à mors carrés, surtout à mors très larges. Ces dernières sont d'assez médiocres pinces d'épileur et de détestables pinces de médecin. Il faut se rappeler, si par hasard on manquait de pince à épiler et que l'on eût à sa disposition l'arsenal d'un chirurgien, que la pince à disséquer vulgaire épile très bien. Elle a le seul désavantage de *gaufrer* tous les cheveux qu'elle enlève parce que ses mors sont intérieurement munis de rainures transversales, elle est donc impropre à extraire les cheveux destinés à un examen microscopique, elle les déchire ; mais elle peut rendre de vrais services dans un cas de nécessité.

Le second instrument nécessaire à l'examen du cuir chevelu est *la loupe*. Je ne sais pourquoi la plupart des médecins ne se servent que d'une loupe à main, mobile. Son pouvoir grossissant ne peut être que très restreint. Mieux vaut infiniment se servir d'une loupe montée ; on peut alors lui demander un

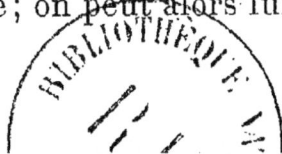

pouvoir grossissant bien plus considérable, puisque sa distance focale reste fixe. La plus simple et la meilleure des loupes montées est le *compte-fil* vulgaire des merciers.

Pour un prix médiocre on peut s'en faire construire un semblable, mais trois ou quatre fois plus grand, permettant d'examiner d'un seul coup toute une plaque de teigne avec un grossissement de 4 diamètres. C'est là un instrument d'une commodité parfaite et d'un usage continuel. Nous ne saurions assez le recommander. Si les dermatologistes avaient eu plus tôt l'usage de cet instrument, nul doute que la récente différenciation des teignes tondantes n'eût été faite beaucoup plus tôt.

Avec ces deux instruments un troisième est nécessaire, c'est *la lampe à alcool*. Elle sera nécessaire, nous le verrons, pour l'examen microscopique, mais elle est nécessaire aussi pour flamber la pince à épiler toutes les fois qu'elle a servi. On doit flamber de même la base du compte-fil.

Avant tout, il ne faut pas porter d'une tête contagieuse à une tête saine le germe de la teigne que l'on recherche.

La *stérilisation* de ces instruments entre chaque examen doit être pratiquée consciencieusement. Quand on examine toute une série d'enfants, les instruments : pince à épiler, et compte-fil doivent exister en double. Un employé, que l'on instruit une fois pour toutes, stérilise sous les yeux du médecin les instruments qui viennent de servir, pendant que le médecin se sert des autres.

Je parlerai plus loin du microscope et de ses accessoires nécessaires.

Avant d'aborder le détail de l'inspection elle-même, je n'ai plus qu'un mot à dire, il concerne la préparation des enfants à l'inspection. Cette préparation doit précéder l'inspection d'un ou, au plus, de deux jours.

Les cuirs chevelus doivent être *tondus* et *lavés*.

C'est là une chose nécessaire et qui, dans la pratique, présente de réelles difficultés. Certes, il n'est pas difficile de faire couper ras les cheveux d'un enfant, mais imposer au personnel d'une école ou d'un établissement hospitalier cent ou deux cents coupes de cheveux du jour au lendemain présente de grosses difficultés d'exécution.

La tondeuse mécanique, dont l'usage se répand de plus en plus à cause de son maniement facile et de l'extrême rapidité de son travail, est un instrument des plus dangereux.

Il se compose essentiellement de deux peignes métalliques glissant horizontalement l'un sur l'autre; chaque dent de chaque peigne a les bords tranchants comme celui d'une branche de ciseaux ; le long de ces dents, ou entre les deux peignes qui glissent à frottement l'un sur l'autre, ou dans les vis et écrous qui les relient, non seulement un germe de teigne peut demeurer, mais habituellement *des cheveux entiers demeurent adhérents.* On juge à quel point cet instrument porté sur une tête malade peut s'y couvrir de germes pour les déposer sur la tête des enfants sains sur lesquels elle sera portée ensuite.

Cet instrument devrait donc être proscrit malgré son extrême commodité : il est d'un nettoyage quasi impossible. Sans doute on peut diminuer les chances de contagion par le démontage de la tondeuse et le brossage à l'alcool de ses différentes pièces, mais ce nettoyage ne sera pas fait à moins d'être attentivement surveillé, et, fût-il bien fait, il ne donnerait encore qu'une sécurité relative.

Du reste, cette cause de contagion par *la tondeuse* existe aussi, quoique à un moindre degré, pour *les ciseaux.* Et comme de toutes manières il faut recourir à l'un ou à l'autre de ces instruments, comme même, dans la plupart des cas, la proscription de la tondeuse reste théorique, je crois qu'il faut, *en tous cas,* user d'un autre mode d'antisepsie. Il faut recommander le nettoyage des instruments et le surveiller, mais il faut *exiger* l'antisepsie du cuir chevelu après la coupe de cheveux.

On trouvera le moyen que je propose un peu étrange. Mais, je l'ai dit : il faut, pour le moment, considérer toutes les écoles et tous les services hospitaliers comme des milieux contaminés de teignes, et cette seule considération doit faire admettre jusqu'à nouvel ordre des mesures « d'exception ».

Je crois donc que, dans une école ou un établissement hospitalier, on pourrait à la rigueur autoriser la tondeuse, à la condition que chaque enfant *aussitôt après* la coupe de cheveux fût énergiquement frictionné dans toute la surface du cuir chevelu avec la lotion suivante :

Teinture d'iode. . . ⎫
Alcool à 90°. . . . . ⎬ parties égales.
Alcoolat de lavande. ⎭

Cette friction n'a pas d'autre inconvénient que la couleur très passagère qu'elle dépose sur le cuir chevelu. Elle me paraît par expérience le moyen prophylactique le plus simple et le plus certain.

Revenons maintenant à notre sujet.

La veille de l'examen, les enfants qu'on doit soumettre à l'inspection auront donc les cheveux tondus ras, c'est-à-dire à un demi-centimètre de longueur. Toute inspection pratiquée malgré des cheveux plus

longs, peut être à peu près considérée comme illusoire.

Pour le *savonnage* de la tête, le savon mou de potasse, « le savon noir », est très suffisant. Le cuir
chevelu savonné doit être rincé, *jusqu'à ce que l'eau
de rinçage ressorte propre*, puis séché avec une serviette.

C'est après ce nettoyage que la lotion alcoolique
dont nous avons donné la formule doit être employée.
Son usage ainsi est double, car son pouvoir antiseptique est considérable; de plus, par l'alcool qu'elle
contient et dont l'évaporation est rapide, elle sèche
la tête humide en quelques instants.

L'inspection. — Tous les locaux d'une école ou
d'un établissement hospitalier ne doivent pas être
choisis indifféremment pour une inspection.

Ce n'est pas trop de la plus grande lumière du jour
pour un examen efficace. Et cependant la lumière
directe est trop crue et pénible. Il faut chercher l'endroit le mieux éclairé de *lumière diffuse*.

Le médecin doit être assis sur une chaise et avoir
à son côté, sur une table placée entre lui et la lumière : sa loupe, sa pince, la lampe à alcool, le microscope et ses accessoires.

Devant lui, entre ses jambes, doit être un tabouret

assez bas, sur lequel se placeront successivement les enfants à examiner. Dans une école spéciale de teigneux, on doit avoir un tabouret, mobile comme un tabouret de piano, de façon à pouvoir faire tourner l'enfant sur place.

Suivant sa taille l'enfant se placera ou bien debout, à la place du tabouret, ou bien assis sur le tabouret; les plus grands devront se mettre à genoux devant le médecin.

En règle générale, l'enfant doit *tourner le dos* au médecin; d'abord parce que les inoculations de teigne qui sont très fréquentes à la nuque seront aperçues par lui d'emblée. Ensuite, si l'enfant prend la position inverse, il devra rester longtemps dans l'extrême flexion de la tête et du torse, position qui permet mal une immobilité absolue.

De la main gauche, glissée à plat, le médecin redresse les cheveux contrairement à leur sens naturel —vulgairement « à rebrousse-poil »,—de façon que son regard pénètre jusqu'au cuir chevelu entre les cheveux. Toute la surface de la tête doit être ainsi examinée, *lentement*, en plein jour, et la position de la tête variée avec la partie que l'on examine.

Dans sa main droite, le médecin tient avec ses trois derniers doigts la pince à épiler — qui ne doit pas quitter sa main — il garde libres ainsi le pouce et l'index pour essayer grossièrement la résistance des cheveux au pincement partout où quelque signe douteux attirera son attention.

Le cuir chevelu de chaque enfant présente des différences individuelles, aussi variées que les signes propres de son visage.

Il y a des enfants qui ont les cheveux gros et forts comme ceux de l'adulte. Ce sont ordinairement des cheveux foncés, solides, lustrés, bien espacés, régulièrement distants. Ceux-là, on peut l'affirmer d'avance, ne présenteront pas « la teigne à petites spores ». Comme ceux de l'adulte, ils sont inattaquables à son parasite. Mais ils sont fort bien atteints par la teigne « trichophytique » ou par « le favus ».

Il y a au contraire des cheveux faibles, blonds, minces, décolorés, peu soyeux, ternes, sans éclat, inégaux de longueur, gras, souvent collés ensemble et sur un cuir chevelu séborrhéique.

Il y a des enfants qui ne présentent que des cheveux longs et pas de follets visibles entre eux.

D'autres au contraire où les follets sont si nombreux qu'en passant la main sur le cuir chevelu, ils donnent une sensation distincte de celle des cheveux plus longs et durs.

Chez les enfants malades depuis longtemps et cachectiques, il arrive souvent qu'un tiers ou une moitié des cheveux ne dépasse pas une longueur de 2 millimètres entre les cheveux normaux.

D'autres différences individuelles proviennent de l'implantation des cheveux. La plupart des cuirs chevelus ont leurs cheveux à peu près également distants, mais beaucoup cependant ont les cheveux implantés par bouquets, laissant entre eux de petits espaces vides.

Toutes ces différences individuelles normales doivent être connues du médecin. Et il ne s'attardera pas par exemple à essayer la résistance des cheveux courts des cachectiques, quand il aura jeté un coup d'œil sur l'état général de l'enfant et quand il se sera assuré par un examen rapide que cette disposition des cheveux existe uniformément sur toute la surface du cuir chevelu.

Les mêmes différences individuelles qui existent entre les cheveux de deux enfants existent entre leurs cuirs chevelus. Les uns sont secs, les autres gras ou squameux. Parmi les plus fréquents aspects que l'on rencontre, il faut noter l'enduit séborrhéique brun du vertex qui existe chez tous les enfants mal soignés, et qui peut même se renouveler en dépit de tous soins d'hygiène. Sur les tempes on rencontre assez fréquemment des taches rondes squameuses, qui ressemblent d'assez près aux taches trichophytiques, pour avoir alarmé bien des médecins. Ce sont des taches séborrhéiques. A leur surface ces cheveux *ne cassent pas à la traction.*

D'autres fois, on trouve de l'impétigo surtout à la nuque, où il accuse le parasitisme. Mais il faut savoir que toutes les excoriations auxquelles la pédiculose peut donner lieu peuvent servir de porte d'entrée aux champignons parasites du cheveu. Et l'on trouve souvent cette association.

Dans une inspection d'école, le médecin doit demander *toujours* que ceux qui ont présenté des *dartres rondes* sur le visage, s'il y en a, lui soient particulièrement signalés. Car il est exceptionnel qu'un enfant présente sur le visage ou le cou un cercle de trichophytie confirmée sans avoir une tache trichophytique dans les cheveux. Il examinera ces enfants avec une attention particulière.

On trouve quelquefois, sur le cuir chevelu des enfants, des places plus ou moins rondes, sur lesquelles les cheveux sont nettement plus colorés que le reste de la chevelure. Cela peut être une bizarrerie congénitale, mais il faut savoir que les anciens teigneux présentent pour ainsi dire toujours une coloration plus accusée des cheveux jadis malades. Cela est important, car pour qu'une plaque de teigne soit guérie, il ne suffit pas qu'elle soit couverte de cheveux sains. Et en examinant attentivement ces régions, très souvent le médecin trouvera de très nombreux poils teigneux entre les cheveux sains qui les dissimulent.

Sur une tête examinée, quel caractère doit par-dessus tout attirer l'attention du médecin au point de vue du diagnostic de la teigne? C'est la lésion de la peau, une lésion ronde, squameuse et blanchâtre.

Il est certain que si la teigne est évidente, s'il en existe de grands placards sur le cuir chevelu, l'aspect des cheveux en ces points affirmera à lui seul le diagnostic. Mais dans une inspection, ces cas-là ne se présentent pas. Ce qu'il s'agit de découvrir, c'est la lésion à ses débuts. Et voici ce que l'on verra : un point de 4 à 5 millimètres de diamètre dans lequel la peau est surélevée, squameuse, gri-sâtre. Sur ce point, en y regardant de très près, on pourra découvrir de 3 à 10 cheveux cassés.

Mais quand on examine rapidement une tête, c'est la couleur grise de ce point qui doit fixer l'at-tention, et porter à un examen local attentif.

Cet examen se fera alors avec la loupe montée. Et ce point ne présentât-il qu'un cheveu cassé, à la loupe il sera visible.

D'autres cas peuvent se présenter. C'est, ou bien un enfant réputé guéri de sa teigne et qui garde

quelques cheveux malades. Ou bien, c'est dans un
foyer épidémique très actif un enfant qui présente
des inoculations multiples qui ne se sont pas encore
développées.

Dans ce cas, tout poil qui, parmi les autres, offre
un caractère exceptionnel, doit être essayé à la
pince, et, s'il casse, examiné au microscope.

La pince doit, en effet, venir au secours de l'œil à
tout instant, et essayer la résistance de tout poil
douteux. S'il vient avec sa racine, il n'est pas malade. S'il casse à l'orifice pilaire, il a les plus grandes chances de l'être.

Quant à l'examen microscopique, beaucoup de
médecins, très capables de cet examen, sont inca-
pables de trouver, parmi les autres, le cheveu qui
contiendrait le parasite. Ils prennent au hasard, sur
une plaque douteuse, les cheveux que la pince épile.
Ils les examinent et ne trouvent rien. La première
nécessité pour l'examen microscopique est de savoir
quels cheveux il faut y soumettre. Les plaques malades peuvent être couvertes de cheveux sains, qui,
examinés, ne montreront rien du tout, c'est entre
eux qu'il faut chercher le poil, et même le rudi-
ment de poil qui cassera à l'extraction et qui montrera le parasite.

Souvent, ce poil est un cône à peine visible de

2 à 3 millimètres de saillie. C'est ce cône qu'il faut pincer. Mais, dira-t-on, la pince semble n'avoir extirpé qu'une squame épidermique. Examinez-la au microscope : souvent, il y a une squame, en effet, mais on trouve un morceau de cheveu pris avec elle, qui la traverse en son milieu et qui est bourré de champignons.

Ce sont ces cheveux, ces morceaux de cheveux qu'il est nécessaire de trouver pour l'examen microscopique...

Il faut prévoir aussi le cas dans lequel le médecin doit recueillir sur place quelques cheveux malades, soit pour en pratiquer chez lui l'examen, soit pour en faire la culture. Comment les transportera-t-il sans les abîmer ? Voici le procédé le plus simple, le plus pratique et le plus parfait.

On prend deux lames porte-objets, on les stérilise en les passant dans la flamme de la lampe jusqu'à ce que la buée qui se forme aussitôt sur elle soit séchée.

On applique l'une contre l'autre ces deux lames par leur face stérile et on les laisse se refroidir. Puis, en les écartant légèrement, on dépose entre elles les tronçons de cheveux à examiner. Cela fait, on réapplique les deux lames l'une contre l'autre et on les roule dans un papier bien serré et plié.

L'adhérence des lames de verre conservera les cheveux en leur place indéfiniment.

§ II. **Technique d'examen mroscicopique.** — Instruments nécessaires. Détail de la préparation et de l'examen extemporané.

Je voudrais montrer combien l'examen microscopique d'un poil teigneux est une opération facile. Car nombre de praticiens sont arrêtés à la seule pensée de se servir d'un microscope, alors qu'il leur serait très simple d'obtenir par lui une certitude qu'ils désirent.

Ce qui les arrête, c'est que nulle part, le détail de la technique n'est indiqué d'une façon suffisamment précise et détaillée. Ici, comme en maints sujets, les livres généraux supposent toujours que le lecteur connaît ce qu'ils doivent précisément leur apprendre.

Il faut, pour l'examen microscopique des poils suspects de teigne :

1° Une lampe à alcool ;

2° Une aiguille à dissociation montée ;

3° Un flacon contenant une solution de potasse caustique (40 de potasse pour 100 d'eau : filtrez).

Ce flacon doit être bouché par un bouchon de

caoutchouc percé d'un trou. Dans ce trou passe une baguette de verre plein qui plonge d'un centimètre dans le liquide.

4° Un microscope ordinaire :

Oculaires 2 ou 3 ;

Objectifs 2 *et* 7 (Leitz. Verick), 0 et 5 (Nachet).

Il est utile que les objectifs fort et faible soient montés ensemble sur un revolver qui les rend interchangeables à volonté.

Le microscope autant que possible doit être muni d'un condensateur de lumière Abbe et d'un diaphragme-iris.

On a recueilli, je suppose, entre deux lames de verre six ou huit poils suspects de teigne. On sépare ces deux lames ; sur chacune d'elles quelques poils ou débris de poils restent adhérents.

Prenons l'une de ces lames, et avec l'aiguille montée nous réunissons ces débris de cheveux l'un près de l'autre. Quand cela est fait, on débouche le flacon de potasse et avec l'agitateur en verre on dépose près d'eux une goutte de cette solution. Cela fait, on prend une lamelle et on recouvre avec elle la goutte qui s'étale et les cheveux. Puis, on prend la préparation et on la chauffe *avec précaution* jusqu'à ce que la première bulle de l'ébullition prenne naissance et on la retire aussitôt. La préparation est prête pour l'examen.

Examinons les quelques fausses manœuvres que l'on peut faire au cours de cette opération.

α) Si l'on dépose la goutte de potasse sur les cheveux mêmes, et non à côté d'eux ; ils peuvent adhérer à l'agitateur et être enlevés avec lui.

β) Si l'on place la lamelle trop brusquement sur la goutte de potasse, celle-ci en s'étalant peut chasser les cheveux hors de la préparation.

γ) Si l'on a déposé une goutte trop grosse de liquide elle débordera la lamelle qui *flottera* au lieu de rester adhérente à la lame.

δ) Si l'on chauffe sur une flamme trop large, comme le plus souvent un liséré de liquide dépasse les bords de la lamelle, ce liquide entrera en ébullition très vite et projettera sur la lamelle de fines gouttelettes, qui en séchant produiront des taches opaques.

ε) Si la flamme est trop large, elle chauffera plus les bords de la préparation que le centre où sont les cheveux. Ceux-ci ne seront pas suffisamment éclaircis par l'action dissolvante de la potasse, et on ne pourra distinguer clairement le parasite.

ζ) Si la flamme est trop haute, on sera surpris par une ébullition soudaine du liquide sous la la-

melle. Cette ébullition aura pour moindre inconvénient de dissocier complètement les cheveux à examiner, et, comme inconvénient pire, de projeter les
cheveux hors de la préparation. (Pour éviter ces in-
convénients, on peut, au moment où l'ébullition
commence à naître, déposer rapidement la préparation sur la table et l'ébullition disparaît instantanément.)

η) Enfin il se peut, — s'il s'agit surtout de l'examen
d'une squame trop épaisse ou d'un gros poil de
barbe d'un adulte (car dans ce cas la technique est
semblable), — il se peut, dis-je, que l'ébullition ne
suffise pas à éclaircir et dissocier suffisamment les
éléments de l'examen. Dans ce cas, il faut répéter
les manœuvres de chauffage à quelques secondes
d'intervalle, mais sans aller jamais à l'ébullition
franche du liquide contenu sous la lamelle.

On voit en somme qu'avec quelques précautions,
et au besoin quelques répétitions de l'expérience,
tout le monde parviendra facilement à obtenir de
bonnes préparations extemporanées.

Cette technique est excellente surtout en ce qu'elle
est simple et fournit un résultat immédiat. Une
préparation donnant pleine certitude sur un cas
douteux peut être obtenue en quelques secondes.

Ceux qui conseillent des colorations diverses plus

ou moins analogues à celles que l'on emploie pour la recherche des bactéries, s'ils avaient plus d'usage de ce qu'ils conseillent, changeraient d'opinion. Aucun mycologue n'emploie de coloration pour examiner les champignons. Et les couleurs acides d'aniline (fuchsine ou éosine au $\frac{1}{500}$), les seules qui ne soient pas opaques et que l'on puisse employer, masquent le détail du parasite bien plus qu'elles ne le mettent en évidence. Les procédés de coloration, s'ils peuvent servir dans certaines conditions spéciales (photographie microscopique, par exemple), sont absolument à proscrire dans les recherches ordinaires, et nous ne nous y arrêterons aucunement.

Sitôt la préparation faite, on la porte sur la platine du microscope. On oriente alors le miroir de façon qu'il dirige sur l'œil un faisceau de lumière intense, puis, en poussant le bouton du diaphragme-iris, on modère l'intensité de la lumière presque jusqu'à ce point que le champ du microscope soit dans une demi-pénombre.

Lorsque cela est obtenu, on met au point avec l'objectif *faible* l'endroit de la préparation qu'il semblera le meilleur d'examiner, le corps d'un poil tronqué par exemple.

Puis, sans bouger la préparation, on changera l'objectif et l'on pourra ainsi examiner la préparation à un grossissement de cinq ou six cents diamètres [1].

Au sujet du changement d'objectif il faut remarquer qu'il est nécessaire d'ouvrir le diaphragme-
iris d'autant plus que le grossissement dont on se
sert est plus fort, car sans cela la même lumière se
trouverait répartie sur une surface que le grossissement rend cinq ou six fois plus considérable. Elle
deviendrait alors insuffisante, et le champ de l'objectif tout à fait obscur.

Mais pourquoi cette demi-pénombre du champ
de l'objectif est-elle nécessaire?

Parce qu'alors, les rayons lumineux *diffractés* deviennent visibles, et accusent les moindres détails
de structure du parasite qui les ont déviés.

Il faut tenir compte de ces faits : que lorsqu'on
examine sans coloration un corps protoplasmique et
transparent, immergé dans un liquide, ce corps n'est
visible que par la différence de son indice propre de
réfraction et de l'indice de réfraction du liquide dans
lequel il est plongé. Si l'un des rayons traverse une
substance qui le dévie, telle, par exemple, que l'é-
corce cellulosique du parasite, il accusera par un
trait d'ombre la place de cette enveloppe.

1. Les objectifs actuels de Leitz sont construits de telle sorte que
quand on a mis au point, avec l'objectif 2, je suppose, et qu'on le
remplace par l'objectif 7, celui-ci se trouve de suite au point, sans
qu'on ait à toucher la vis micrométrique.

Je le répète, — et en passant rapidement sur tous ces détails théoriques, — pour bien voir les parasites des teignes, il faut :

1° Les examiner sans coloration ;

2° Avec une source éclairante très vive ;

3° En se servant d'un diaphragme très étroit.

La préparation faite d'après la technique que nous venons d'exposer peut répondre à des buts très différents. On peut chercher, par exemple, l'*habitat* du parasite, ses rapports avec le cheveu, ou bien, au contraire, sa structure propre, ses détails de morphologie.

Il est évident que, dans le premier cas, les manœuvres préparatoires devront ménager l'intégrité du cheveu, pour qu'on puisse voir si le parasite est dans le cheveu ou bien à son entour.

Dans le second cas, au contraire, il faudra pour voir les détails de structure du parasite ne pas craindre de dissocier complètement le cheveu pour libérer le champignon.

La solution de potasse que l'on emploie, pour faire la préparation, dissout les graisses périphériques du cheveu, et attaque même son tissu propre en le faisant devenir diaphane.

Si l'on prolonge le chauffage de la préparation, il est évident que la dissociation opérée par la solution

potassique chaude sera plus complète, et le cheveu
pourra être totalement dissous..

L'écorce du parasite le protège au contraire contre
la même action dissolvante.

Par le temps d'immersion du cheveu dans la solution de potasse, et surtout par la durée du chauffage
de la préparation on obtient donc, et comme on le
veut, des préparations différentes, montrant soit la
forme même du parasite, soit sa disposition dans le
cheveu ou autour de lui.

§ III. **Morphologie générale des champignons parasites.**
— Organes constitutifs des *Mucédinées simples*. Filaments
mycéliens, cellule mycélienne, thalle. Sporulation externe :
conidies. Endospores ou *spores mycéliennes.* Les champignons
parasites ne montrent pas dans la lésion qu'ils provoquent
les spores externes nécessaires pour établir leur classification botanique.

En étudiant l'une après l'autre les trois teignes
cryptogamiques, nous verrons la forme de leur parasite respectif dans le cheveu. Mais il n'est pas inutile d'exposer d'abord en quelques mots ce qu'est la
morphologie des champignons parasites en général.

On comprend qu'il ne s'agit point ici de faire une
étude de mycologie, dans un manuel qui a exclusivement pour but d'être médical et pratique.

Mais en parlant des teignes cryptogamiques, je serai forcément amené à décrire les divers organes des parasites rencontrés, et il faut d'abord être fixé sur le sens des mots que l'on emploie. Les termes techniques de spores, mycélium, thalle, conidies... se rencontrent partout dans les livres médicaux sans être jamais définis préalablement; c'est une erreur de logique. Donnons d'abord leur définition avant d'être amené à les employer.

Les *champignons inférieurs*, ceux que l'on appelle vulgairement LES MOISISSURES et, en termes scientifiques, les *Mucédinées simples* ou *Hyphomycètes*, se présentent à l'œil nu sous la forme de *duvets* ou de *feutres*.

Ce duvet ou ce feutre, examiné au microscope, se montre formé d'un buisson plus ou moins serré de *filaments* (fig. 5).

De ces filaments, les uns plongent dans la substance organique quelconque sur laquelle le champignon végète, ces rameaux profonds sont ce que l'on appelle les *filaments mycéliens* ou le *mycélium*. Leur réunion forme ce que l'on appelle le *thalle*.

Les autres filaments sont extérieurs, on les voit à l'œil nu, ce sont eux qui forment *duvet*, on les désigne sous le nom de *rameaux aériens*.

La plupart des auteurs, du reste, confondent sous

le même nom de *mycéliums* ou filaments mycéliens, les rameaux aériens et les rameaux profonds. Les uns ordinairement ne diffèrent des autres que par leur fonction, le plus souvent leur forme est semblable.

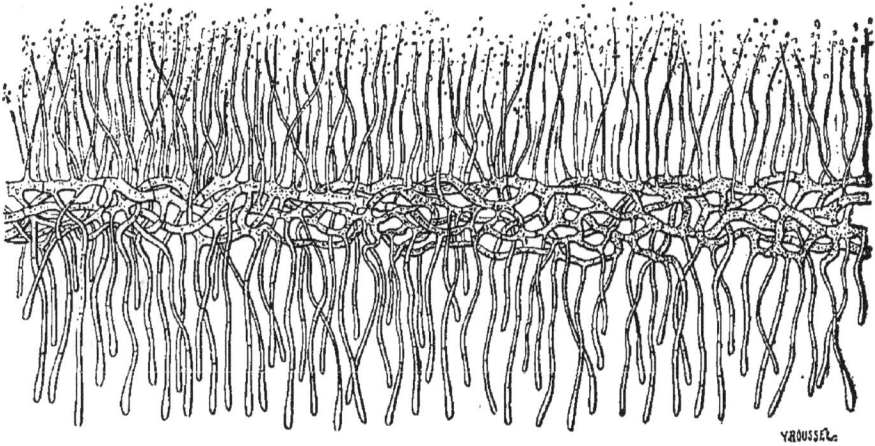

FIG. 5.

Chaque filament mycélien peut être comparé à une longue colonne formée de plusieurs blocs cylindriques superposés; il est composé de longues cellules cylindriques placées bout à bout. Si l'on veut prendre une autre comparaison : le filament mycélien ressemble à un bambou, dans lequel les entre-nœuds seraient les *cellules mycéliennes* et dont les nœuds seraient les *cloisons intercellulaires*.

Nous arrivons à l'unité morphologique d'une mucédinée : c'est la *cellule mycélienne*.

Placées bout à bout, ces cellules forment un filament, un mycélium (fig. 5). C'est le tissu inextri-
cable de ces filaments mycé-
liens qui forme pour notre
œil le duvet des moisissures.

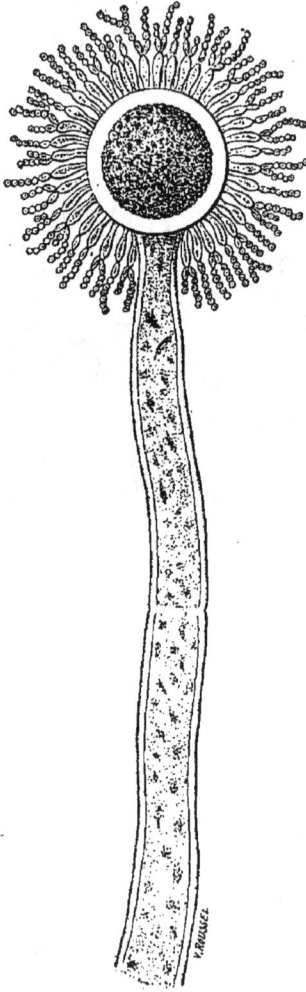

En outre de cet ensemble
de filaments qui constitue, si
l'on veut, la portion *végéta-
tive* de l'être, les mucédinées
ont des appareils de reproduction portant des graines.

Et comme ces graines sont
appelées *spores*, l'appareil de
reproduction est dit *appareil
sporifère*. Le filament qui
porte les spores est nommé
hyphe sporifère. Il a le plus
souvent une forme spéciale.

Les appareils sporifères
sont différents suivant la famille de mucédinées que l'on
envisage, et en effet on a différencié entre elles ces familles par la forme de leur

Fig. 6.

appareil sporifère, comme on a différencié toutes les
plantes par la forme de leurs organes de reproduction.

Ainsi peut-on voir dans la famille des *Aspergillus* (fig. 6) l'hyphe sporifère se renfler en une tête bulbeuse supportant des spores montées sur un pédicule ; une autre famille, celle des *Botrytis*, possède un appareil sporifère exactement semblable à la grappe de raisin, dans laquelle chaque grain serait une spore.

Ces spores, quelle que soit la forme de leur appareil de sustentation, ne sont jamais *enfermées* dans un appareil protecteur. Elles sont libres, et *extérieures* à l'appareil qui les soutient. C'est pourquoi on définit la *mucédinée simple* : un champignon filamenteux se reproduisant par *spore externe*. C'est cette spore *externe* que l'on appelle aussi une *Conidie*.

Nous connaissons désormais tous les organes fondamentaux d'une *mucédinée*.

L'unité est la *cellule mycélienne ;*

Les cellules mycéliennes juxtaposées forment des *filaments ;*

De ces filaments plus ou moins feutrés, les uns s'enfoncent dans la profondeur des corps sur lequel le champignon est implanté ; leur ensemble s'appelle la *thalle*.

Les autres, *filaments aériens*, portent les *hyphes sporifères*, appareils reproducteurs de forme variable suivant les espèces, mais invariablement terminés par les *spores externes* ou *conidies*.

Les champignons parasites que nous aurons à
examiner, quand on les cultive sur des milieux
appropriés, montrent tous ces différents organes;
mais dans la vie parasitaire, ils cessent de porter
leurs appareils de reproduction différenciés, ils sont
réduits à leurs seuls filaments mycéliens, ils ne montrent *jamais de spores externes*.

Cependant le mot de *spores* se retrouve à chaque
instant dans les descriptions médicales des teignes; qu'est donc cette spore spéciale qui n'est pas
la *spore externe*, et que ces champignons présentent dans la vie parasitaire? Il y a là un abus de
mots qu'il importe de bien connaître pour s'entendre.

Quand un filament mycélien normal rencontre
des conditions de vie défavorables, un milieu contre
lequel il doit se défendre, ses cellules, jusque-là
cylindriques et longues, changent de forme. Leur
grand diamètre (longitudinal) se raccourcit; leur
petit diamètre (transversal) s'accroît. En même
temps, leur enveloppe cellulosique se renforce et
s'épaissit. Alors la tige mycélienne, autrefois grêle
et coupée de *septa* intercellulaires très distants, est
devenue une tige trapue composée de cellules courtes
à parois épaisses; et ces cellules, dont les deux diamètres sont maintenant presque égaux, sont deve-

nues de véritables sphères creuses remplies d'un protoplasma très condensé.

Les deux figures suivantes rendent compte de cette transformation (fig. 7 et 8).

On dit alors que le mycélium s'est *sporulé*. L'ancienne *cellule mycélienne*, quand elle a pris cette forme de résistance, s'appelle la *spore mycélienne*.

Ce sont ces formes, très fréquentes dans la vie

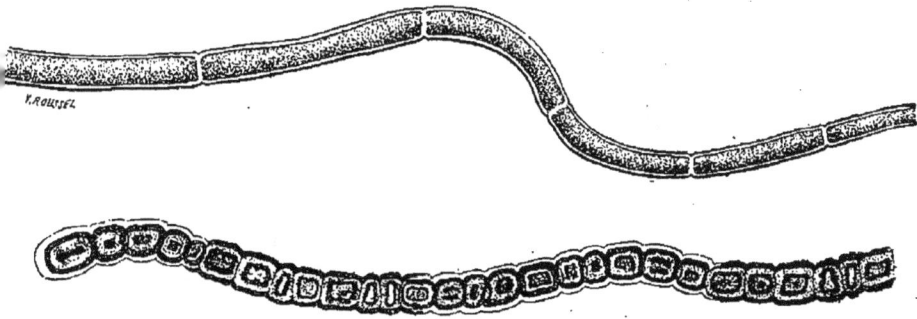

FIG. 7 et 8.

parasitaire des champignons, que l'on désigne faussement sous le nom de spores. Mais il importe grandement de savoir que ces *endospores*, spores *internes,* ne sont que des formes de *végétation*, non pas des formes de *reproduction*, qu'elles n'ont rien de commun avec la *spore externe*, qui seule peut servir à la classification botanique de l'espèce.

Sans doute, les spores internes ou mycéliennes peuvent reproduire le champignon, comme une bouture peut reproduire une plante plus élevée, mais tout fragment quelconque d'une mucédinée est capable de la reproduire !

Seulement, la spore mycélienne, plus vivace et mieux défendue que la cellule mycélienne simple, résiste mieux qu'elle à toutes les causes de destruction. Elle reproduira plus facilement le champignon.

La spore mycélienne, l'organe habituel des champignons parasites, est donc un organe déformé de végétation, plus résistant que les formes de végétation normales du même être, plus capable de le reproduire, mais ce n'est pas une forme de reproduction vraie.

Tels sont les points principaux qu'il importait d'établir avant d'avoir à décrire les parasites des teignes cryptogamiques.

Dès à présent, nous pouvons résumer les lignes qui précèdent en disant que les diverses teignes n'offrent à considérer comme éléments parasitaires que des *filaments mycéliens*, dont les uns sont composés de *cellules mycéliennes simples*, non sporulées, les autres, au contraire, de cellules sporulées ou *spores mycéliennes*.

§ IV. **Rudiments de technique bactériologique**. —Milieux
de culture. Ensemencements. Conservation des cultures
adultes.

Pour étudier à loisir les parasites des teignes, —
pour les différencier par leur *port* et leur *forme*
comme des végétaux plus élevés, — enfin pour obtenir leur organe de reproduction qu'ils ne montrent
pas dans la vie parasitaire, on peut les transplanter
sur divers milieux solides ou liquides, naturels ou
artificiels (stérilisés par la chaleur) et sur lesquels
ces moisissures prendront une forme extrêmement
voisine de celle des moisissures banales que nous
rencontrons tous les jours.

Je ne veux pas dans un manuel m'étendre sur
l'étude bactériologique des teignes, que le médecin
ne peut guère songer à pratiquer d'ordinaire.

Mais comme le procédé des cultures peut cependant être utile à employer dans certains cas déterminés, — comme ces procédés sont d'ailleurs très
simples, — nous en dirons quelques mots.

Tous les microbes utilisent pour croître certains
matériaux, et non d'autres. En leur fournissant ces
matériaux dans leurs cultures, ils arrivent à un
développement plus complet, plus normal. C'est

ainsi qu'on a été amené[1] à fournir la formule d'un milieu de culture spécial pour les champignons des teignes tondantes et que voici :

Maltose (sucre de malt).	4 gr.
Peptone.	1 —
Eau.	100 —
Gélose (agar agar).	1 gr. 00

Neutralisez, filtrez, etc.

On constitue ainsi un milieu liquide à chaud, solide à froid, et qu'on répartit sur une épaisseur de 6 à 7 millimètres environ, au fond de fioles coniques d'ERLENMEYER, et dans des tubes à essai qu'on laisse refroidir et coaguler obliquement.

Quand on veut pratiquer la culture d'un cas donné de teignes tondantes, on enlève d'abord à la pince (préalablement flambée) quelques tronçons de cheveux teigneux et on les dépose entre deux lames de verre stériles, comme nous l'avons dit plus haut.

Puis avec un tranchant quelconque, tel que celui d'un scarificateur ou d'un scalpel flambés, on partage chacun des tronçons de cheveux en parcelles aussi minuscules que possible.

Alors, prenant une baguette de platine, on la stérilise dans la flamme, on va piquer à vide le milieu

1. R. SABOURAUD, *Les trichophyties humaines* (Rueff, 1894).

de culture pour rendre le bout de la baguette humide,
et on touche avec lui une parcelle de cheveu coupé.
Cette parcelle y adhérera. On la conduira alors sur
un milieu de culture, on répétera la même manœuvre pour chaque parcelle. Avec un seul tronçon de
cheveu de 3 millimètres, on peut faire dix parcelles,
c'est-à-dire dix cultures.

Chaque tube peut en recevoir quatre ou cinq régulièrement espacées.

Au bout de quatre jours environ, un fin duvet
commencera à croître au point où chaque parcelle
aura été déposée. C'est le champignon parasite. Souvent une ou deux des dix cultures ne pousseront pas
ou donneront lieu à une colonie bactérienne (staphylocoque) ou à une moisissure banale (penicil-
lum).

Avec la baguette de platine on reprendra une
parcelle de l'une des colonies parasitaires pour la
placer au centre du disque de gélose coulé dans les
fioles d'ERLENMEYER. Sur ce milieu plan et rond, les
champignons qui se développent de tous côtés également, et dont la colonie normale est toujours ronde,
pourront pousser sans rencontrer la paroi du verre.
Et alors la colonie prendra un aspect tout à fait
particulier pour chaque parasite, pour chaque teigne.
On pourra ainsi, en tuant ce champignon, au bout

de six semaines[1] environ, garder indéfiniment un échantillon de cette espèce, etc.

On pourra aussi en garder des cultures vivantes, les replanter, en faire autant de colonies que l'on voudra, examiner les organes de fructification du parasite, etc.

Nous nous bornerons ici à ces quelques indications de technique, accessoires dans un manuel clinique, et nous renverrons le lecteur, qui voudrait en connaître davantage, à l'ouvrage que nous avons publié sur la question[2].

§ V. **Les observations cliniques de teigneux.** — Leur nécessité. Enquête sur les commémoratifs, contamination par l'enfant, par l'animal, par un traumatisme banal.
Schémas imprimés pour la description des lésions.
Schémas d'observations dans un dispensaire.

Nous dirons ici quelques mots d'une question accessoire qui a bien son importance ; nous voulons parler des observations cliniques de teigneux.

En ce qui concerne la teigne, très peu de services d'hôpitaux ont gardé le souci des observations. Est-

1. Pour tuer une culture il suffit d'imbiber son bouchon d'ouate avec du formol (aldéhyde formique) et de fermer l'orifice du vase de culture par-dessus le bouchon d'ouate, avec un doigtier de caoutchouc.
2. *Les trichophyties humaines* (Rueff. 1894).

ce le nombre des malades, leurs fréquents changements de médecins, ou la longue durée de ces maladies qui décourage les observateurs ? On ne fait
cependant son expérience médicale que par ce moyen.
Et pour les teignes tondantes, des observations
cliniques minutieuses n'ayant pour ainsi dire jamais été recueillies, ont tout l'intérêt d'une nou-
veauté.

Je n'insisterai ici que sur les points spéciaux qu'une
enquête sur un cas de teigne doit relever; le schéma
d'observation joint à ces quelques mots suppléera à
ce que je ne dirai pas.

L'enquête sur les commémoratifs, très importante
car il est bien rare de ne pas en relever de sérieux,
doit comprendre trois points :

1° La contamination par l'enfant;

2° La contamination par l'animal;

3° La contamination succédant à un traumatisme
avéré.

1° La contamination par l'enfant est la plus fréquente, quand il s'agit d'un cas de tondante. Et le
foyer ordinaire de contagion, c'est l'école.

Si l'on veut pendant quelques années de pratique
relever les écoles d'où sortent les enfants contaminés, on établira sans grande peine une carte urbaine indiquant des foyers certains de contamina-

tion, et leur importance. Et dans un grand centre
dermatologique comme Saint-Louis, on voit souvent des malades arriver, par bandes, d'une même
école que l'on s'efforce d'assainir.

2° La contamination par l'animal est souvent très
difficile à établir. L'examen direct de l'animal incriminé est d'une grande importance, mais il est difficile à obtenir, à pratiquer. Et les trichophyties étant
souvent très passagères sur les animaux, il est fréquent à l'examen de ne pouvoir retrouver que des
traces de la maladie. Nous ne pouvons insister suffisamment sur les différents sens dans lesquels une
enquête de ce genre doit être poussée. Nous avons
pu nombre de fois retrouver une filiation animale
inattendue; dans un cas par exemple, nous avons vu
une trichophytie équine chez la femme, trichophytie
qu'elle tenait de son amant. Lui-même avait contracté le sycosis dans l'exercice de sa profession (il
était équarrisseur).

Nous ne pouvons relater ici tous les cas singuliers
que nous avons observés. Nous les avons pour la
plupart signalés ailleurs (*les Trichophyties humaines*).
C'est à l'ingéniosité de l'observateur à diriger en
tous sens cette enquête toujours difficile.

3° Pour les traumatismes banals, nous les avons
observés plusieurs fois. Leur rôle, le plus souvent, se

borne à créer une effraction, porte d'entrée pour le parasite qui y est accidentellement porté d'autre part. Mais comme l'hypothèse de l'existence saprophyte des trichophytons est vraisemblable, le rôle des agents traumatiques pourrait être plus important. C'est une question à l'étude et qui mérite des éclaircissements.

Au dossier d'un teigneux doivent être annexées deux figures semblables à celles dont nous donnons un exemple. L'une indique le siège et la dimension des plaques de tondante au cuir chevelu. L'autre, les inoculations possibles à la peau glabre.

Lorsque nous aurons à traiter plus loin du *diagnostic de la guérison* des tondantes, on verra pourquoi l'en-tête du dossier comprend trois examens postérieurs à la guérison, et l'importance de ces examens.

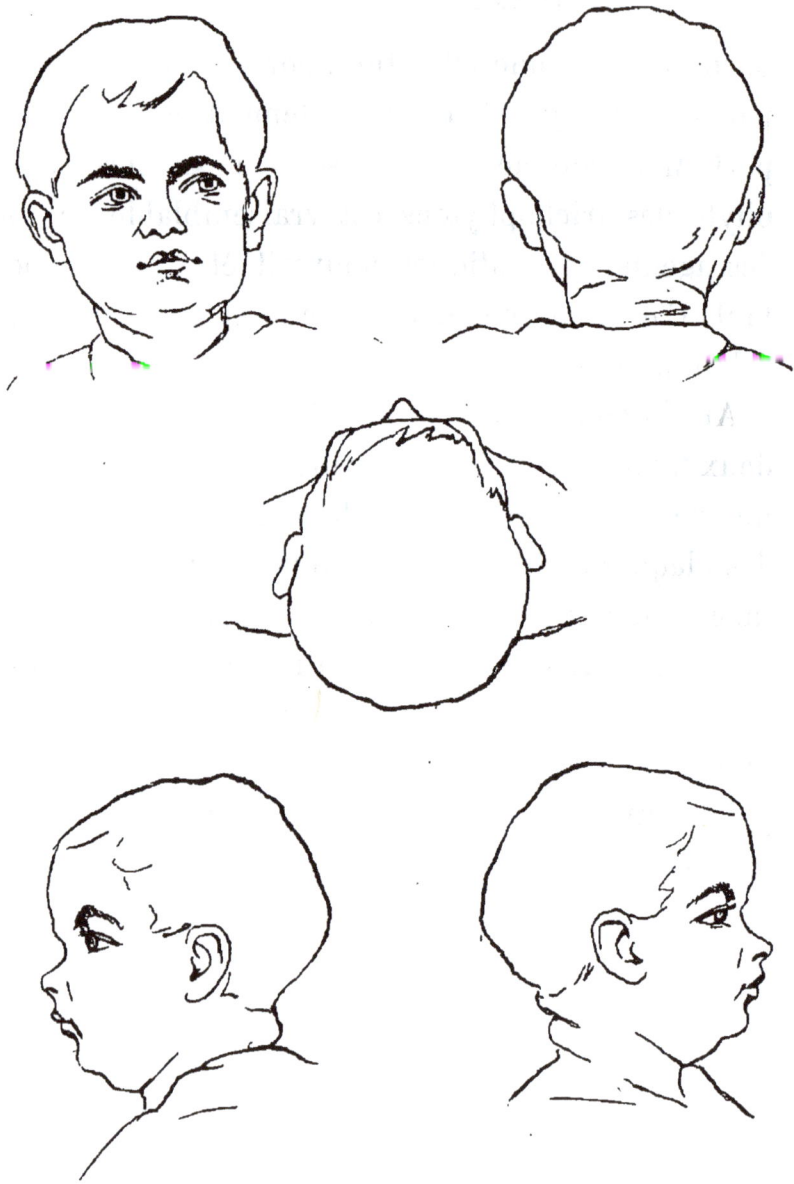

Enfant :

N° de l'observation.

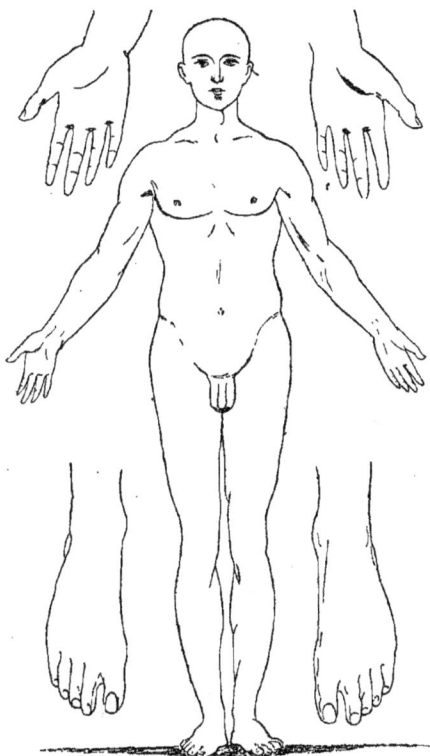 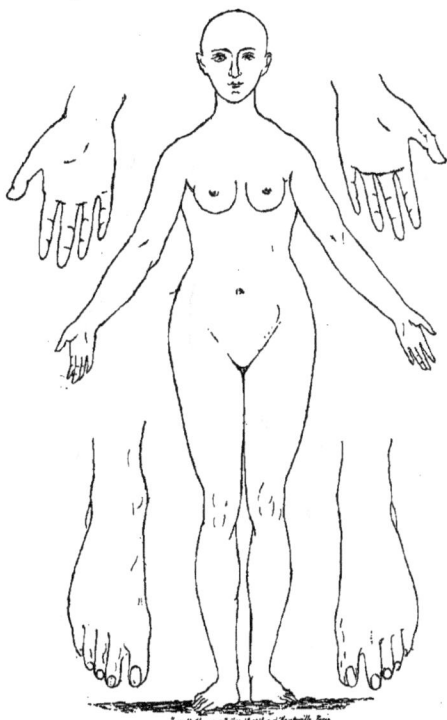

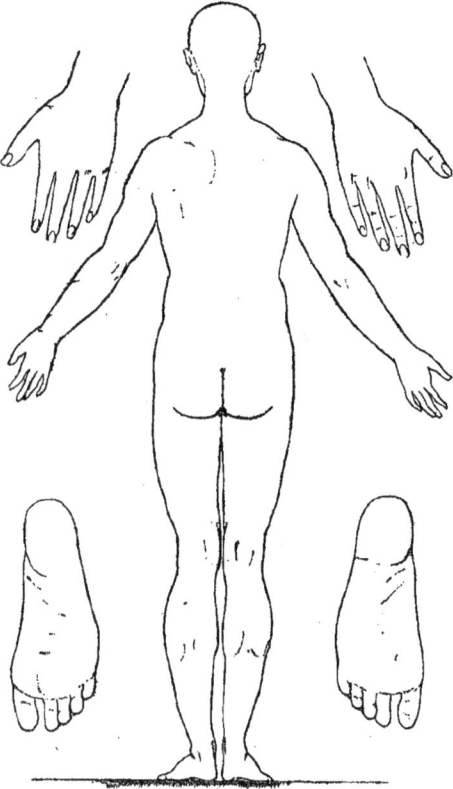

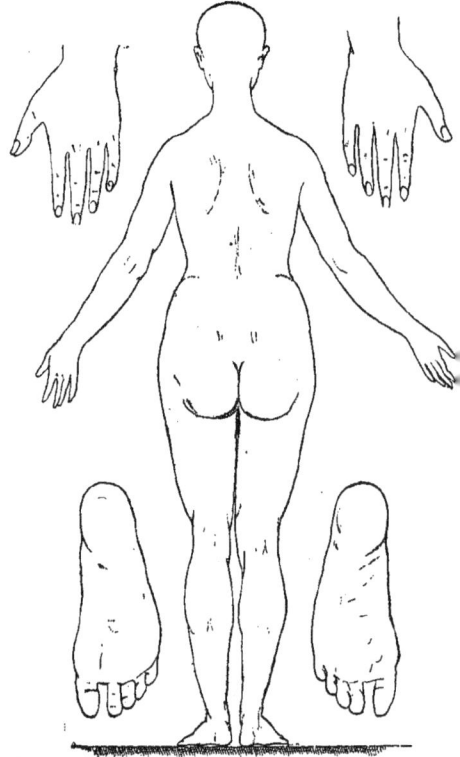

ÉCOLE OU DISPENSAIRE DE...

Nom : ....

Prénom : ....

Age : ....

Adresse : ....

École que l'enfant fréquentait : au moment de début de la maladie. ....

Espèce de teigne : ....

    Confirmation microscopique : ....

    Confirmation bactériologique : ....

Date du début présumé de la maladie : ....

Date de la guérison présumée : ....

1er examen mensuel et certificat provisoire de guérison :

....

2e examen mensuel et 2e certificat provisoire :

....

3e examen et certificat définitif : ....

    Durée totale de la maladie : ....

QUESTIONNAIRE A REMPLIR

1. Quand on s'est aperçu pour la première fois de la maladie?.

2. La dimension des lésions à cette époque. . . . .
3. Leur nombre. . . . .
4. Leur situation. . . . .

5. Y avait-il à la même école des enfants présentant la même lésion?. . . . .

6. Y en a-t-il eu qui ont présenté des dartres rondes (Herpès circiné?) sur la peau?. . . . .

7. Y en a-t-il eu de renvoyés de l'école pour maladies du cuir chevelu?. . . . .

8. Les voisins habitant la même maison que les parents ont-ils des enfants? . . . .

9. Leurs enfants ne présentent-ils pas de maladie du cuir chevelu?

10. Les enfants des deux familles jouent-ils ensemble?. . . . .

QUESTIONNAIRE A REMPLIR *(Suite.)*

11. *Les parents de l'enfant malade ont-ils d'autres enfants? Sont-ils malades, en traitement, guéris ?* . . . . . .

12. *Leur âge?* . . . .

___

13. *A l'école, y a-t-il des animaux?.* . . . .

14. *Quels?.* . . . .

15. *L'enfant a-t-il joué avec eux?*

___

16. *Peu de temps avant les lésions, l'enfant a-t-il été passer quelque temps à la campagne?* .

17. *Quels animaux a-t-il eu autour de lui?..* . . . .

___

18. *Son père a-t-il une profession qui le mette en contact nécessaire avec certains animaux : chevaux, etc. ?* . . .

___

19. *Au début de la lésion y a-t il eu un traumatisme sur la région malade? Lequel?.* .

Etc., etc.

N° des cheveux
conservés pour l'examen } ....

N° des préparations permanentes } ....
de ces cheveux }

N° de ses cultures ....

TRAITEMENTS

Avant de venir
à l'école des teigneux |

Janvier . . . {
1 ....
2 ....
3 ....
4 ....

Février . . . {
1 ....
2 ....
3 ....
4 ....

Mars . . . . {
1 ....
2 ....
3 ....
4 ....

Avril . . . . {
1 ....
2 ....
3 ....
4 ....

Etc., etc.

CHAPITRE V

LA TEIGNE TONDANTE A PETITES SPORES

(*Microsporum Audouïni*)

CHAPITRE V

LA TONDANTE A PETITES SPORES (de Gruby).

(Microsporum Audouïni).

§ I. **Étude clinique.** — Caractères des plaques de tondante à *petites spores*. Ce sont des plaques rondes, écailleuses, grises, portant des cheveux cassants, fins, gris et engainés. — La répartition des lésions dépend de circonstances secondes. — C'est la teigne la plus extensive. — La cause unique de la maladie est la contagion. — La tondante à *petites spores* est la plus contagieuse des teignes. — La marche de la maladie est variable. Sa guérison à l'époque de la puberté est constante. Sa durée peut être de cinq à six ans. Les cas moyens sont guéris en douze à dix-huit mois environ. — La période de régression de la maladie est d'une lenteur extrême et le diagnostic de la guérison souvent difficile. La guérison se produit par l'éviction des racines malades.

J'aborde ici l'étude de la teigne *la plus fréquente et la plus fréquemment épidémique, la plus contagieuse* et peut-être la plus rebelle. Prenant pour sa description clinique une forme commune à son développement moyen, j'étudierai successivement les caractères objectifs de la plaque malade, ensuite les caractères du cheveu malade lui-même.

A. — *Caractères de la plaque malade.*

On amène au médecin un enfant de 4 à 10 ans, présentant au milieu de sa chevelure saine une ou deux plaques *rondes* ou ovales, *parfaitement délimitées,* sur lesquelles les cheveux existent en aussi grand nombre que les cheveux normaux, mais ils sont *plus courts* et *gris.*

Les parents accusent l'école ou encore le coiffeur : « La maladie existe depuis deux ou trois mois; d'abord on n'y avait point prêté attention, mais les plaques grandissent et de nouvelles plaques sont nées... »

L'examen du cuir chevelu, dans les points malades, montre que les cheveux courts et gris sont tous couchés dans le même sens; au-dessous d'eux, l'épiderme est recouvert de squames grises un peu feuilletées, faisant une surépaisseur sur le cuir chevelu. Les cheveux malades, comme les squames sous-jacentes, sont d'un *gris de cendre.*

Si l'on passe comparativement le doigt sur les cheveux sains et sur les plaques, on observera une singulière différence de toucher. Car au lieu de la sensation soyeuse des cheveux sains, les cheveux malades donneront au doigt la sensation de cette sorte de bourre ligneuse connue sous le nom de *crin végétal*. Ils sont arides et durs à la pulpe du doigt.

Enfin, en examinant les parties en apparence saines du cuir chevelu, on trouvera très ordinairement, de-ci de-là, par points espacés, des surfaces rondes de quelques millimètres de diamètre où l'épiderme est surélevé, écailleux et gris, portant quelques cheveux cassés, gris également, en tout semblables à ceux qui couvrent les grandes plaques. Ce sont là des points d'inoculation récente.

Tous ces symptômes sont survenus progressivement, sans réaction générale et même sans symptômes fonctionnels autres qu'un prurit léger.

B. — *Caractères du cheveu malade.*

Cherchons maintenant sur ces plaques malades, principalement sur les plus récentes, c'est-à-dire sur les plus petites, les caractères du cheveu teigneux. Ils sont tout à fait particuliers, pathognomoniques, et si un traitement antérieur n'a pas altéré ces caractères, on peut dire qu'ils ne manquent jamais.

D'abord *les cheveux atteints sont fragiles*, et si l'on essaie leur résistance entre deux doigts, les doigts en enlèveront facilement dix ou quinze d'une seule pincée, sans rencontrer de résistance et même sans que l'enfant s'en aperçoive : c'est qu'on les casse sans arracher leur racine. Le poil n'est pas épilé, il est fracturé presque au niveau de son émergence de la peau et ne montre jamais cette racine bulbeuse et noire que l'épilation du poil sain amène toujours.

Même en place, les cheveux de la tondante à petites spores ont des caractères spéciaux. Portons notre loupe montée, notre compte-fils sur une des plus petites plaques et nous verrons que *le cheveu est enveloppé, depuis sa base jusqu'à trois millimètres de hauteur, par un étui blanchâtre très régulier d'où la pointe du cheveu semble sortir* (fig. 9).

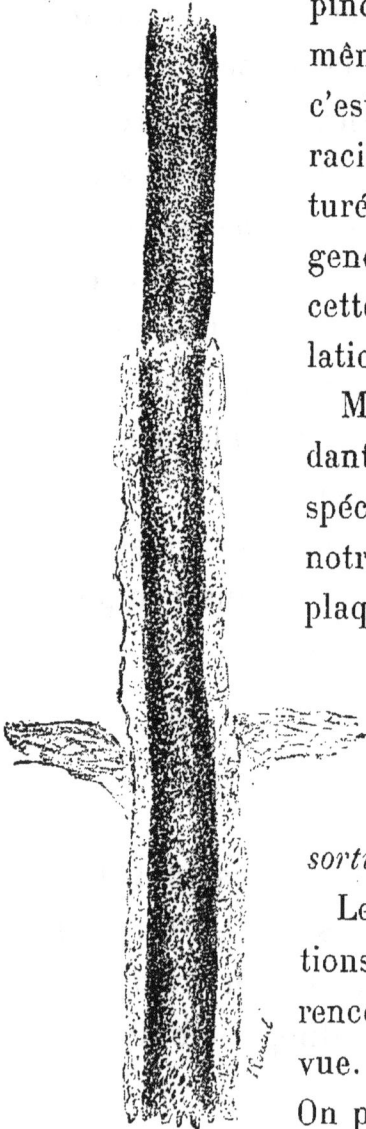

Le cheveu malade a donc deux portions affectant réciproquement l'apparence de deux segments d'une longue-vue. Cet aspect est tout à fait particulier. On pourrait encore comparer le cheveu malade aux premières plumes des oiseaux, à ces plumes bleuâtres qui sortent d'un cornet

Fig. 9.

épidermique blanc. Et cet aspect singulier est visible à l'œil nu d'un myope; sans l'aide d'aucun verre grossissant, c'est dire qu'avec la loupe montée, il sera impossible de ne pas le voir. Cet étui blanc de la base du cheveu, n'est pas évasé en collerette, il adhère au cheveu comme une écorce à un arbre et il s'arrête régulièrement à trois millimètres de hauteur. Le cheveu qui en sort est moins blanc que l'étui de sa base, il est d'un gris assez foncé.

Qu'on cherche maintenant à épiler ces cheveux avec une pince, on verra qu'ils se brisent dans la peau à un millimètre environ de profondeur. On peut les déposer sur un papier noir et les examiner plus à loisir, leurs caractères en seront plus évidents.

Quelquefois les cheveux pincés amènent avec eux une squame épidermique transversale à leur axe, et l'on peut voir au-dessous de cette squame combien est courte la portion radiculaire qu'on a extirpée. Le cheveu s'est cassé presque à l'orifice pilaire, très peu au-dessous de lui.

Tels sont dans leur ensemble les symptômes objectifs de la *teigne tondante à petites spores de Gruby*, et telle est sa lésion élémentaire, la lésion du cheveu.

C'est la réunion de ces cheveux gris à gaine blanche, sur l'épiderme squameux, qui donne à la plaque malade son aspect d'ensemble que nous avons décrit d'abord.

C. — *Répartition des lésions.*

La répartition de ces lésions sur une tête est variable, cependant elle est soumise à quelques règles.

Les garçons portant habituellement les cheveux courts, peuvent présenter la lésion mère ou plaque maîtresse en n'importe quel point du cuir chevelu; elle est ordinairement placée au vertex.

Les filles au contraire, protégées par leurs cheveux plus longs, ont habituellement leur première inoculation en bordure des cheveux.

De ce premier point partent les germes qui causeront les inoculations secondaires; celles-ci sont tout à fait irrégulières dans leur siège, le germe s'étant implanté là où la brosse et le peigne l'ont porté.

Lorsqu'un enfant porte les cheveux longs, la lésion quand on l'aperçoit est toujours grande parce que les cheveux voisins l'ont cachée. D'ailleurs, il persiste pour ainsi dire toujours sur une plaque non traitée quelques cheveux sains disséminés dans toute l'étendue de la plaque malade, et cela quel que soit le degré d'extension de cette plaque.

De toutes les teignes, la tondante à petites spores

est la plus extensive; les plaques s'agrandissent par
leur périphérie, et les germes, détachés des chevęux
atteints, vont créer de nouveaux foyers par auto-ino-
culation. Il est tout à fait exceptionnel de rencontrer
une plaque unique sur un cuir chevelu ; il est fréquent, au contraire, d'en trouver dix, quinze ou vingt
plaques. Les plus petites sont moins grandes qu'une
pièce de vingt centimes. Les plus grandes n'ont pas
de limites à leur extension. Ordinairement elles ne
dépassent pas cinq centimètres de diamètre. Mais
on peut voir, *et dans cette seule espèce de teigne, la*
totalité du cuir chevelu intégralement envahie.

Quand un cuir chevelu est pris ainsi en totalité,
les lésions du cuir chevelu empiètent sur la peau
glabre; c'est une desquamation sèche, fine, farineuse
qui va en s'atténuant jusqu'à disparaître à un centimètre des cheveux.

Dans ces cas de lésions immenses, et même dans
tous les cas de tondante à petites spores *à ses débuts,*
on peut voir des inoculations à la peau glabre de
l'enfant et même des personnes adultes de son entourage. Ces lésions n'ont pas ordinairement de bords
limités, ce sont *des rougeurs* de deux centimètres de
large, finement desquamantes, peu extensives et dis-
paraissant sur place sans traitement.

Avant de terminer cette description, j'insisterai

sur un symptôme, parce qu'il a la plus grande valeur
au point de vue du diagnostic différentiel de cette
teigne et de la teigne tondante trichophytique. Dans
la tondante à petites spores, il est de règle quasi invariable que *toutes* les lésions ont une forme ronde
nettement limitée. Jamais on n'observe de cheveux
malades isolés *un à un* parmi les cheveux sains. Les
inoculations secondaires, même très récentes forment
un petit placard épidermique, squameux, surélevé,
qu'on peut recouvrir du bout du doigt, mais qui déjà
est rond et comprend un grand nombre de cheveux
malades.

D. — *Étiologie. Contagion.*

La *tondante à petites spores* est causée par un parasite cryptogamique auquel Gruby, qui l'a découvert
(1843), a donné le nom de *microsporum Audouini*.
Nous l'étudierons plus loin en parlant des caractères
microscopiques du cheveu malade. La tondante à
petites spores ne relève donc que de la contagion d'un
cas antérieurement existant de la même maladie [1].

1. Le *microsporum Audouini* ne demandant pour végéter que des
substances chimiques simples ou des substances organiques quel-
conques, il est, à la rigueur possible qu'il existe dans la nature autrement que comme parasite. *Théoriquement* donc, il est possible que la

Toutes les causes ordinaires de contagion : agglomération, malpropreté, etc., servent à la dissémination du germe ; mais ces causes secondes ont ici peu d'importance, car la tondante à petites spores est extraordinairement contagieuse pour l'enfant, et les précautions les plus minutieuses n'éviteront pas, le plus souvent, la contagion à un enfant sain, vivant auprès d'un teigneux.

La maladie, nous le savons, s'observe d'ordinaire parmi la classe pauvre ; mais cependant l'enfant bien nourri et bien soigné des classes riches n'a contre elle aucune espèce d'immunité. S'il est moins fréquemment atteint, c'est parce que les cas de teigne tondante qui se produisent dans les écoles qu'il fréquente sont plus vite soustraits à son voisinage.

- Aucune condition de tempérament, aucune maladie antérieure, aucune débilité générale quelconque, aucune autre maladie du cuir chevelu, aucun défaut spécial de la chevelure ne semble jouer un rôle accessoire en facilitant la contagion. Et étant donné le nombre des contagions que l'on observe quelque-

contagion par une teigne antérieure de même espèce ne soit pas *toujours* la seule cause de la maladie.

D'autre part, le cheval, dans ses premières années, peut être affecté d'une teigne à petites spores semblable, mais l'espèce qui la cause semble distincte de l'espèce qui cause la tondante humaine. *Pratiquement*, ces deux facteurs de contagion pour l'enfant semblent négligeables.

fois, dans un milieu restreint, on peut croire que
tout enfant sain, laissé dans un milieu d'enfants
atteints de cette teigne finira, par la contracter. *L'âge
seul paraît avoir de l'importance et la contagion de
la teigne à petites spores passé 14 ans ne se rencontre
plus.*

C'est la teigne de beaucoup la plus contagieuse,
dans une école de teigneux, où les catégories de
teigne ne sont pas strictement parquées, on voit les
enfants atteints de teigne faveuse ou de pelade contracter la tondante *à petites spores.* Il est beaucoup
plus rare de voir les enfants contracter dans la même
école la *tondante trichophytique* ou le *favus.*

Quant aux modes de contagion, ils sont infiniment
nombreux. La friabilité du cheveu est extrême. La
moindre parcelle d'un cheveu malade ou de sa gaine
peut suffire à la contagion. Une poussière de l'air
peut, dans un milieu saturé, en transporter. Les coiffures et les instruments de toilette, la tondeuse mécanique sont des véhicules plus directs et plus fréquents.

Nous n'insisterons pas sur ce sujet. Pour toutes
les maladies dont nous parlons, il faudrait nous répéter chaque fois. Et nous ferons de la prophylaxie
des teignes tondantes un chapitre spécial.

E. — *Marche de la maladie.*

La maladie une fois constituée, que deviendra-t-elle ? Sa marche est excessivement variable. Tantôt elle se limitera d'elle-même après une période d'envahissement de quelques semaines, tantôt au contraire quoiqu'en des cas plus rares, elle continuera à grandir graduellement jusqu'à envahir *la totalité* du cuir chevelu.

D'autres fois, bien que plus rarement encore, après une période d'envahissement, surviendra une période d'accalmie pendant laquelle les lésions ne s'étendront pas, puis surviendra une nouvelle période d'extension.

Au sujet de ces différences d'évolution, je ne puis que mentionner une remarque : On peut souvent présumer la tendance extensive d'une tondante à petites spores par le grand nombre de contagions issues rapidement d'un même germe primitif. Plus le foyer épidémique aura fait de victimes, plus on doit craindre sur chacune d'elles des taches d'extension rapide et de développement inaccoutumé.

Au reste, la marche spontanée de la maladie est difficile à connaître pour cette raison que rarement elle est toute livrée à elle-même. On trouve plus

souvent des teignes tondantes traitées par dix médecins et de vingt façons, que des teignes tondantes
restées vierges de traitement ; ce qu'on peut dire,
c'est que, passé l'âge de 15 ans, la maladie ne
s'observe plus, *plus jamais*. Sa période d'évolution
est donc limitée entre la première enfance d'une
part, et la puberté d'autre part.

Cette disparition spontanée de la tondante à petites spores a beaucoup exercé la sagacité des auteurs.
Nous ne savons rien de ses causes. Il est possible que
le cheveu subisse comme beaucoup d'organes et le
système pilaire en particulier une période évolu-
tive à la puberté. Mais c'est là une hypothèse et rien
de plus. Le fait seul est certain : *La tondante à petites spores est une maladie exclusive à l'enfance.*

Nous verrons que, contrairement à l'opinion commune, la teigne tondante *trichophytique* est beaucoup
moins rigoureusement soumise à cette loi.

F. — *Durée de la maladie.*

La durée d'une tondante à petites spores n'est
absolument limitée que par l'âge. J'ai vu, et tous les
dermatologistes pareillement, des tondantes à petites
spores ayant duré cinq à six ans et davantage.

C'est ici le lieu de dire que la plupart des auteurs,

par pudeur sans doute, et pour masquer l'insuffisance de la thérapeutique des teignes, assignent à la
durée de ces maladies des limites extrêmes très infé-
rieures à leur durée effective.

On lit partout que les teignes tondantes peuvent
exceptionnellement durer plus d'un an ou même
deux ans. C'est quatre et six ans qu'il faut dire.
Rien ne sert de masquer la vérité sur ce point.

On a vu à l'envi célébrer les traitements qui
guérissent en six mois, en trois mois !! en six semaines !!! Celui qui donnerait la certitude *vraie* de
la guérison en un an serait pour tous les dermatologistes le bienvenu.

Approfondir les causes de ces erreurs et de ces
renchérissements dans l'erreur n'appartient point
à une étude du genre de celle-ci. Il nous suffit de les
signaler sans chercher à les approfondir davantage.

Certainement, toutes les tondantes à petites spores
n'ont pas cette durée excessive. Un tiers guérit en
un an ou en quinze mois. Le second tiers atteint ou
dépasse deux ans. Le dernier tiers seul, après des
apparences réitérées de guérison, et une régression
d'une lenteur interminable, finit par atteindre les limites extrêmes de trois ans, quatre ans et davantage.

Pronostic. — Il n'est guère possible de prévoir

d'avance la guérison prompte ou lente d'un cas donné.

La dimension des lésions est un des facteurs de gravité, et je n'ai jamais vu une tondante de la totalité du cuir chevelu être guérie après moins de deux ans d'efforts. Même sans parler de ces lésions immenses, on peut dire d'une façon générale que plus les taches sont étendues, plus elles tarderont à guérir. Mais il arrive de voir de grandes taches régresser très vite, et de plus petites rester inertes, torpides.

Nous verrons au chapitre du traitement que la rapidité de repousse des cheveux normaux d'une tête est un mode d'appréciation souvent juste de la durée probable de la maladie.

Enfin on peut ajouter encore que les enfants qui présentent des cheveux prématurément gros et durs (adultes) parviennent plus vite à la période de guérison.

G. — *Terminaison de la maladie.*

On doit étudier sous ce nom la période de la maladie dans laquelle il n'existe plus que des cheveux malades très rares, disséminées sur les plaques anciennes où ils étaient jadis beaucoup plus nombreux.

Cette période, généralement passée sous silence

par les auteurs est d'une telle longueur qu'à elle seule, elle double la durée totale de la maladie.

Le plus souvent la teigne, laissée à elle-même à partir de ce moment ne reprendrait pas une marche extensive ; les lésions demeureraient cachées pour s'éteindre à la longue.

Voici quel est alors l'aspect des lésions. Rien ne trahit plus l'existence de la teigne à l'inspection sommaire des cheveux, même si l'enfant les porte seulement d'un centimètre de longueur.

Les anciennes plaques sont annoncées seulement par la couleur foncée des cheveux régénérés qui les recouvrent. Mais en écartant ces cheveux on voit que beaucoup ont près d'eux un cheveu, court, de 3 ou 4 millimètres de hauteur, presque collé contre le cheveu sain, sortant souvent d'un orifice pilaire extrêmement voisin, en sorte que les deux cheveux, malade et sain, sont comme la tête morte d'un arbre restée près de la tête nouvelle qu'il s'est refaite.

On trouve ainsi 20, 30 et même 100 cheveux encore fragiles, encore malades et couverts de champignons sur une tête de l'apparence la plus saine. Et si, au cours d'un examen fortuit, on s'enquiert à quelle époque cet enfant *a eu* la teigne, on apprend que la maladie date de cinq ou six ans... et qu'il y a trois ans qu'il ne se traite plus.

Nous verrons encore au chapitre du traitement comment un médecin, souvent même un dermatologiste, a pu accorder à un enfant ainsi contagieux un certificat scolaire.

Telle est, au point de vue symptomatique, la tondante à petites spores pendant sa période de déclin et de terminaison.

H. — *Mécanisme de la guérison.*

En bref, on peut dire que les poils malades, dans le processus de la guérison, sont expulsés un à un. En étudiant ce processus, on observe qu'à l'épilation les cheveux malades viennent de plus en plus longs, c'est-à-dire que chaque fois, on enlève une portion plus considérable de leur racine.

On observe aussi ce fait qu'en les épilant brusquement, on les casse au sortir de la peau, comme autrefois, tandis qu'en opérant par une traction lente et ménagée, sans secousse, on peut avec une extrême patience en épiler beaucoup en totalité. Sous l'effort de la traction, on voit alors le cheveu s'allonger comme un fil élastique, puis il cède et est amené en dehors, avec son bulbe noir radiculaire.

Examinés à la loupe montée, ces cheveux ont une racine conique, plus grosse en haut qu'en bas et cette racine semble rugueuse, hérissée d'aspérités. Tout poil enlevé une fois en totalité peut être compté comme guéri, car celui qui lui succédera s'épilera toujours entier et sera presque absolument sain.

§ II. **Diagnostic clinique et microscopique.** — A. Le diagnostic *clinique* différentiel de la tondante à petites spores est à faire avec la fausse *teigne amiantacée de Devergie*, toujours généralisée à la tête entière; avec le *psoriasis du cuir chevelu*, par la recherche négative des cheveux cassants; avec l'*eczéma seborrhéique*, avec la *tondante trichophytique*. Ces dernières affections ne ressemblent que de loin à la tondante à petites spores.

B. Le diagnostic de cette tondante est facilité par l'examen *microscopique* du cheveu malade. Il montre le cheveu entouré d'un manchon de fines spores. Ces spores disposées autour de lui sans ordre apparent, affectent par leur réunion l'apparence d'une mosaïque.

A. — *Diagnostic clinique.*

Il y a très peu de maladies du cuir chevelu qui puissent être objectivement confondues avec la *tondante à petites spores*, car aucune ne présente le cheveu *fin*, *cassant*, sur une plaque *ronde*, couverte de *squames grises*.

Mais plusieurs affections du même siège présentent séparément l'un ou l'autre de ces trois caractères : la squame *grise*, la plaque *ronde*, ou le cheveu *cassant*.

1° La *fausse teigne amiantacée de Devergie* est une maladie dont on ignore la nature et que l'on range accessoirement dans le chaos des *eczémas séborrhéiques*.

Elle occupe toujours la totalité de la tête, avec prédominance au vertex et aux régions temporales.

Les cheveux, d'ailleurs sains et solides, sont couchés sur la peau et pris dans un revêtement de squames grises solides qui les maintiennent dans leur position. Si l'on pince ces cheveux et qu'on les redresse, *on relève avec eux une épaisse squame* soulevée en masse, comme une large écaille de poisson. Ces squames, très adhérentes, s'enlèvent difficilement par le grattage. Enlevées, elles laissent à nu un épiderme rosé presque suintant.

C'est une maladie de l'adolescence, plus fréquente chez les jeunes filles. Son aspect à distance rappelle extrêmement celui de la tondante à petites spores, quand celle-ci a envahi la totalité du cuir chevelu, cas rare mais possible.

Beaucoup de symptômes l'en distinguent.

D'abord, dans la *fausse teigne amiantacée*, tous les cheveux sont solides, et entre eux on ne voit aucune trace de cheveux cassants ou cassés. Les cheveux s'épilent entiers, avec leur bulbe radiculaire, et souvent même ils amènent avec eux une gaine *grasse folliculaire*, dont l'écrasement sur le papier fait tache d'huile.

En outre la squame de la fausse teigne est *large* et épaisse, comme celle du psoriasis. Quand on la dissocie, on s'aperçoit que chaque cheveu est revêtu, par elle, d'une gaine ressemblant à celle de la tondante, et aussi que *les gaines des cheveux voisins sont accolées entre elles pour constituer une lame squameuse continue*, ce qu'on ne voit jamais dans la tondante à petites spores.

Enfin, la fausse teigne amiantacée revêt toujours la totalité du cuir chevelu, et c'est au contraire une exception rare de voir la teigne à petites spores atteindre à ces dimensions.

2° Un *psoriasis* récent, quand par aventure ses éléments sont uniquement localisés au cuir chevelu, ressemble tellement à la tondante à petites spores qu'il faut l'examen le plus attentif et le plus minutieux pour l'en distinguer.

Nous avons observé des cas de ce genre, où l'aspect objectif de la plaque, son orbicularité, les caractères de ses squames, appelaient en quelque sorte une erreur de diagnostic. Et cette similitude est telle que l'observateur le mieux prévenu cherchera avec persistance entre les cheveux évidemment sains les cheveux gris et cassants de la teigne à petites spores.

Un examen sérieux à la loupe montrera au médecin l'absence absolue des cheveux courts, gris et engainés de la tondante.

3° L'*eczéma séborrhéique*, qui souvent confine par ses caractères au psoriasis, pourra présenter aussi quelques difficultés, moindres cependant que les précédentes, car si les placards nummulaires et squameux de l'eczéma séborrhéique rappellent l'allure des maladies parasitaires à développement excentrique, il est rare que sa squame, ordinairement *grasse, jaune* et *concrète*, ressemble à la squame *sèche, grise* et *pulvérulente* de la tondante à petites spores.

4° La *tondante trichophytique* ne ressemble à la tondante à petites spores que par la fragilité du cheveu malade. Elle n'est pas squameuse, son cheveu n'est pas engainé, il est gros ; le plus souvent, il ne dépasse *aucunement* l'épiderme et y paraît inclus. Il n'est pas gris, il est noir. Enfin les cheveux malades sont dispersés parmi les cheveux sains, et sitôt le cercle trichophytique, épidermique, disparu (il est éphémère), la lésion n'a plus d'orbicularité visible, la répartition des cheveux malades est quelconque.

Aucun des caractères objectifs de ces deux tondantes ne permet donc de les confondre, ni les caractères des lésions épidermiques, ni ceux des lésions pilaires.

5° L'enfant présente souvent au visage des furfurations légères, vulgairement connues sous le nom de *dartre volante* et que peuvent provoquer toutes sortes de traumatismes : les savonnages, les insolations, etc. Les caractères de cette lésion épidermique banale la rapprochent extrêmement de la lésion épidermique connexe de la tondante à petites spores à son début et que provoque son parasite.

Quand donc, dans une épidémie reconnue de tondante à petites spores, ces lésions du visage seront observées, il faudra s'en défier comme de la tondante elle-même et les traiter par une application de teinture d'iode. En elles-mêmes ces lésions n'ont point d'importance, mais elles pourraient comme des lésions pilaires transmettre la tondante. Nous insistons sur ce point, car les caractères banals de cette lésion seulement épidermique pourraient la faire méconnaître[1].

---

1. Nous décrirons avec la tondante trichophytique les inoculations spéciales de cette teigne à la peau glabre. Elles ne ressemblent point à ce dont nous parlons ici. Les inoculations accessoires de *trichophytie* à la peau glabre sont des *macules lenticulaires*, celles de la tondante à *petites spores, des furfurations* non limitées. Dans l'évolution de la tondante à petites spores ces inoculations sont fort rares ; dans la tondante trichophytique les *macules lenticulaires* au contraire sont de règle.

B. — *Diagnostic microscopique.*

Les éléments du diagnostic différentiel de la *tondante à petites spores* ne sont très heureusement pas limités aux seuls symptômes objectifs. L'œil de l'homme n'étant point fait pour des détails aussi minuscules, le diagnostic de la maladie se trouverait subordonné au degré de l'acuité visuelle du médecin.

Au contraire, l'examen microscopique du cheveu malade va fournir des caractères spécifiques absolument nets et constants. Ce sont eux que nous allons maintenant étudier.

Prenons quelques cheveux cassants, préparons-les suivant les techniques exposées plus haut (voir pages 109 et suiv.). Examinons leurs caractères; nous allons les présenter, autant que possible dans l'ordre où ils se présentent d'eux-mêmes à l'observateur.

Bien mis au point, et examiné à un grossissement suffisant (obj. 7, ocul. 3, Leitz), le cheveu malade paraît d'abord, « couvert et rempli » de petites sphérules microscopiques, juxtaposées les unes près des autres, de façon à former une surface continue. (fig. 10, planche II).

En même temps on remarquera de suite que le bord du cheveu est dépassé par ces sphérules, qui de

Pl. II.

Fig. 10.

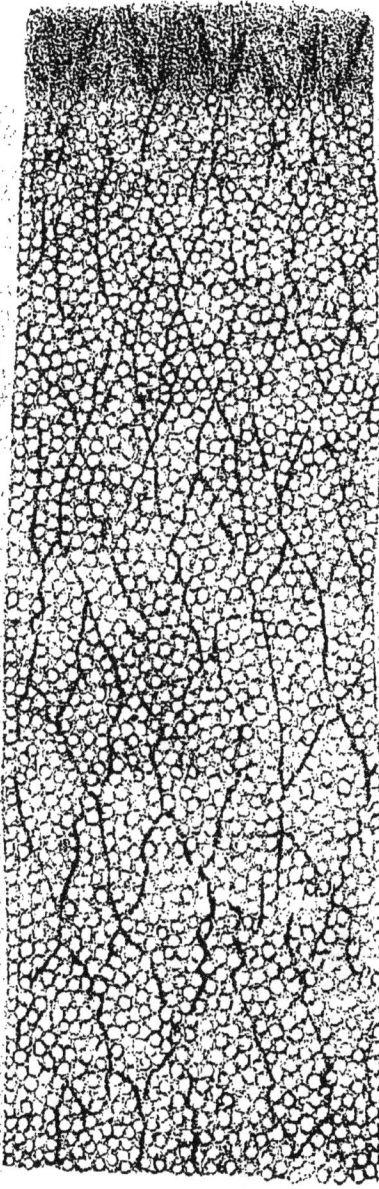

V Roussel del et lith

imp A Lafontaine & Fils Paris

Cheveu de la teigne tondante à petites spores
(grossissement de 800 diamètres.)

part et d'autre du cheveu lui forment une surépaisseur et comme une gangue.

Après ce premier examen on pourrait conclure : Que le cheveu malade est couvert et criblé dans son épaisseur de petites sphérules contiguës qui dépassent même ses bords de façon à l'engainer. Mais avant de conclure si brièvement, examinons le cheveu malade avec plus de soin, et *dans toute sa longueur*. Examinons la forme de ces sphérules, leur agencement réciproque, enfin leur disposition par rapport au cheveu.

A. *Leur forme* semble ronde, mais elle est souvent polyédrique par pression réciproque. En examinant une à une les spores que le montage de la préparation a dissociées, on observe que chacune a un double contour évident (obj. immersion $\frac{1}{12}$, ocul. 3, LEITZ). Enfin en les examinant avec un oculaire micrométrique, on verra qu'elles varient de dimensions entre un, deux, trois et même quatre µ de diamètre en tous sens.

B. *Leur disposition réciproque* est irrégulière, en ce sens que leur réunion ne dessine aucune figure, aucune série linéaire, aucune chaîne. C'est *un agglomérat*. Elles sont aussi irrégulièrement juxtaposées, l'une par rapport à l'autre, que les cailloux d'une mosaïque enchâssés dans un ciment. Mais, comme une mosaïque aussi, elles forment une surface continue.

C. *Leur disposition par rapport au cheveu* n'est pas celle que le premier examen semble indiquer. En effet, il nous semblait d'abord que ces sphérules ou ces *spores remplissaient le cheveu* et le débordaient. Cela n'est pas.

En examinant le cheveu dans toute sa longueur, on trouvera des points où les spores manquent et où le tissu du cheveu paraîtra. Et sur les bords de cette lacune on verra distinctement que la couche uniforme de spores revêt le cheveu, et *qu'elle ne le pénètre pas*. Qu'on examine la préparation avec patience, en ayant constamment en main la vis micrométrique du microscope, et alors on conclura que le cheveu est revêtu d'un fourreau de spores contiguës qui sont superposées à lui, *non pas contenues en lui*. Qu'on imagine une baguette enduite de colle et saupoudrée de sable fin, tel est l'aspect microscopique du cheveu de la tondante à petites spores[1].

1. La gaine blanchâtre, adhérente au cheveu, que l'on distinguait à l'œil nu autour de la base du cheveu en place, c'est un feutre composé des éléments sporulaires du parasite. C'est une mince gaine parasitaire adhérente au cheveu qui en est revêtu comme un arbre de son écorce.

L'illusion d'optique qui, au microscope, semblait montrer ces spores dans l'intérieur du cheveu, en même temps qu'à sa surface, provient de ce que le cheveu, amolli par l'action de la potasse, est

Résumé. — Il ne faut pas considérer le diagnostic microscopique différentiel des teignes cryptoga-

aplati entre la lame et la lamelle qui rapprochent les faces antérieure et postérieure du cheveu, mais en maniant lentement la vis micrométrique on distinguera dans ce cheveu, même aplati, trois plans superposés.

Le premier (plan supérieur), c'est le revêtement sporulaire placé entre l'œil et le cheveu (fig. 10, Pl. II).

En abaissant peu à peu l'objectif on met au point le plan *moyen*, c'est le cheveu lui-même : sa substance pigmentée est complètement privée de spores. Et alors la gaine parasitaire n'est plus visible que par sa tranche, sur les bords du cheveu (fig. 11).

Enfin, si l'on abaisse encore l'objectif, on retrouvera (troisième

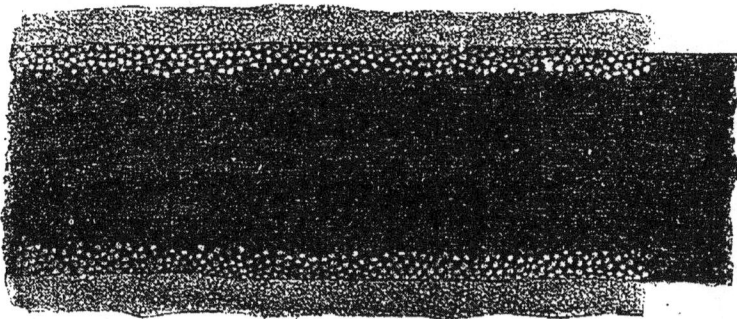

Fig. 11.

plan), derrière le cheveu, la même gaine de spore que l'on observait au-devant de lui. Mais ses détails seront moins précis parce que l'œil ne pourra les voir qu'au travers du cheveu interposé.

L'ensemble de ces constatations établit d'une façon certaine la disposition des spores du parasite. Elles forment une gaine au cheveu *et elles ne le pénètrent pas.*

Tous les cheveux de la même tête présenteront le même tableau microscopique, la même spore et la même disposition des spores autour d'eux.

Le mycélium du parasite. — Conservons la même préparation, mais observons-la en d'autres points. Cherchons, en suivant le cheveu dans sa longueur, le point où la gaine de spores cesse de l'en-

miques comme étant d'une extraordinaire difficulté, et réservé aux seuls spécialistes.

Toutes les teignes ont des caractères microsco-

tourer. Ce point est à 3 millimètres au-dessus de son point d'émergence hors de la peau, nous le savons.

Si le cheveu n'est pas assez dissocié en ce point, appuyons légèrement une aiguille sur la lamelle, ce qui l'écrasera un peu; que'verrons-nous? Nous verrons *dans l'intérieur* du cheveu de minces filaments parallèles à double paroi, serrés les uns contre les autres comme des sarments de vigne liés ensemble en fagot, en javelle. Ils occupent le centre du cheveu et suivent sa direction. Ils ne sont coupés que de cloisons intercellulaires *très espacées* et minces : ce sont de longues tiges qui ont chacune la largeur des spores environ.

Enfin en écrasant le cheveu complètement, on pourra voir (fig. 12) que de ces tiges mycéliennes sortent de fins rameaux, ramifiés à l'infini et se dirigeant irrégulièrement vers la surface latérale du cheveu.

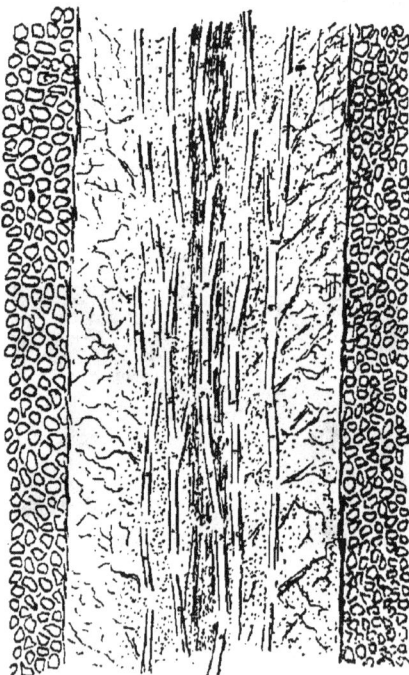

Fig. 12. — Schéma de la disposition des éléments mycéliens et sporulaires du microsporum Audouïni dans le cheveu.

Ces points de détail demandent de grands efforts de technique et ne sont pas facilement visibles; aussi les signalons-nous seulement parce qu'ils ont été partout insuffisamment décrits. Résumons maintenant en quelques mots les caractères microscopiques des tondantes à petites spores.

1° La gaine visible à l'œil nu, autour du cheveu, est constituée

ʾpiques principaux, relativement très grossiers, et qu'un examen extemporané, même fait très imparfaitement, permet de reconnaître d'emblée.

Pour la tondante à petites spores, ces caractères primordiaux sont au nombre de trois. Ils sont très faciles à mettre en évidence, en utilisant les quelques règles de technique que nous avons posées plus haut.

1° *Le cheveu est engainé par le parasite.* C'est de tous les caractères du cheveu le premier qui frappe l'observateur, car il est impossible de ne pas voir de chaque côté du cheveu une bande moins foncée que lui, extérieure à lui, uniquement faite des éléments parasitaires.

2° La gaine du cheveu est composée de *spores brillantes, polyédriques, très petites* et *très inégales.*

3° Ces spores sont *agglomérées* les unes contre les autres *sans dessiner de filaments réguliers* (fig. 13).

par des spores polyédriques, disposées sans ordre régulier, mais de façon à revêtir le cheveu d'une couche uniforme.

2° Quand le cheveu est dissocié, son centre se montre occupé par des filaments parallèles à la direction du cheveu.

Le parasite, le *microsporum Audouini* de Gruby est donc composé, comme cet auteur l'a décrit le premier :

α. De sporules externes au cheveu et lui formant une enveloppe;

β. De tiges verticales occupant le centre du cheveu;

γ. De branches qui naissent des tiges et se ramifient irrégulièrement en se dirigeant vers les spores de la surface.

Ces trois caractères microscopiques du cheveu de
la tondante à petites spores permettent de distinguer

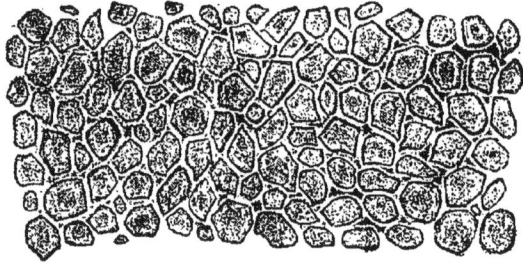

Fig. 13.

son parasite : le *microsporum Audouini*, de tous les
champignons parasites des cheveux.

N.-B. — Pour le traitement de la *teigne tondante
à petites spores*, voir le chapitre : *Traitement des
teignes tondantes* (pages 217 et suiv.).

CHAPITRE VI

LA TEIGNE TRICHOPHYTIQUE

CHAPITRE VI

LA TEIGNE TRICHOPHYTIQUE

La trichophytie est une maladie parasitaire, cryptogamique, qui peut atteindre la plupart des éléments de la peau, le cheveu chez l'enfant, le poil chez l'homme adulte, l'épiderme et l'ongle à tous les âges.

Ces diverses lésions ne se ressemblent aucunement; il n'y a aucune ressemblance entre le cercle de la trichophytie épidermique et l'aspect du cheveu ou de l'ongle trichophytiques. Ces dissemblances proviennent de la forme même de l'organe qui est attaqué; il n'y a rien de commun (que l'origine embryonnaire) entre l'épiderme, l'ongle et le cheveu.

Donc l'*herpès circiné* (lésion épidermique), la *tondante trichophytique* (lésion du cheveu), la *trichophytie pilaire* de la barbe et l'*onychomycose* trichophytique (lésion unguéale) ne présentent ni le même

aspect extérieur, ni la même évolution, ni la même
durée.

En sorte qu'au point de vue purement pratique où
nous nous plaçons ici, chacune de ces lésions doit
être étudiée séparément, comme une maladie différente.

Il suffit de savoir, en ce qui concerne la prophylaxie, que toutes relèvent d'une même cause,
et que toutes peuvent causer une contagion.

§ I. **Trichophytie circinée épidermique.** (Herpès circiné.)
A. *Symptomatologie.* — Ses caractères ordinaires : orbicula-
    rité de la lésion, petit nombre des lésions. Leur similitude
    sur le même individu. Formes diverses. Évolution. Traite-
    ment. Importance du diagnostic précoce.

A. — *Symptomatologie.*

Les champignons semés en un point ont un développement régulièrement excentrique ; leurs rameaux
se développent comme des rayons partant d'un centre ; il s'ensuit, s'il s'agit d'un parasite épidermique,
que la lésion à laquelle il donnera lieu aura la forme
d'un cercle.

La lésion épidermique du trichophyton s'appelle
donc le *cercle trichophytique*. Ce cercle varie infiniment d'aspect suivant les cas, mais il présente — on

peut dire toujours — certains caractères primordiaux qui permettent à l'œil du dermatologiste le diagnostic immédiat de l'affection.

1° D'abord *il y a toujours très peu de cercles tricho-phytiques* sur la peau d'un même malade. Il y en a un, deux ou trois, rarement six ou huit. En rencontrer davantage est exceptionnel[1].

2° En second lieu ces cercles sont *d'une orbicularité presque toujours parfaite.*

3° Enfin *tous les cercles que présente un même individu sont pleinement identiques entre eux*, non pas comme dimensions mais comme aspect.

En dehors de l'orbicularité géométrique de la lésion, du petit nombre de ces lésions sur un même individu, de leur ressemblance entre elles sur le même sujet, tous les caractères des cercles trichophytiques peuvent varier.

D'abord ils peuvent être très petits ou très grands. Leurs *dimensions* oscillent d'ordinaire autour de celles d'une pièce de 5 francs.

---

1. On peut voir, mais si rarement en France que le fait est à peine à mentionner, un érythème trichophytique généralisé à la presque totalité du corps. Nous en avons observé un cas en 1892, dans le service de M. le Dr Tenneson à l'hôpital Saint-Louis. Il ne faut pas confondre avec cette trichophytie le *pityriasis rosé de Gibert*, maladie fréquente dont l'origine nous est inconnue. L'école de Vienne reste seule encore à confondre dans la trichophytie le pityriasis rosé. A l'époque actuelle, cette confusion est un véritable anachronisme.

En second lieu ils peuvent varier comme *lésion élémentaire*. On trouve par exemple sur un sujet un cercle squameux, sur un autre des cercles de vésicules ou de pustules, sur d'autres des cercles de croûtes (la vésicule étant éphémère).

On peut cependant décrire ainsi leur aspect le plus fréquent :

Le cercle ayant, je suppose, 4 centimètres de diamètre, présente : α) un centre, β) une circonférence très différents à l'œil nu.

α) Le centre est marqué par un épiderme mince, d'apparence un peu vernissée, de teinte bistre, parcouru de quelques minimes sillons d'exfoliation.

β) La circonférence du cercle, point d'activité de la lésion, est marquée par une saillie circulaire peu épaisse, d'aspect nettement inflammatoire, sur laquelle on remarque, plus ou moins grosses et nombreuses, des séries de vésicules irrégulièrement disséminées et à différents stades d'évolution.

Tel est le type; il peut être fruste, et alors le bourrelet rose du pourtour de la lésion est à peine marqué, les vésicules ne se voient plus.

Au contraire, le cercle trichophytique peut être soulevé dans toute sa surface et présenter des folliculites suppurées confluentes (kérion de Celse).

Entre ces deux points extrêmes, tous les intermédiaires peuvent se rencontrer.

L'évolution de la trichophytie cutanée des régions glabres est bénigne, quel que soit son siège et aussi son aspect.

Dans ses formes les plus anodines, la lésion peut avoir une évolution spontanément abortive et disparaître sans traitement. En tout cas, elle est très facile à guérir par des applications renouvelées de teinture d'iode. Ordinairement, trois applications suffisent, en les espaçant tous les deux jours.

En des cas rares, quand elle siège dans les régions à épiderme corné épais, il faut d'abord exfolier cet épiderme pour atteindre le parasite, et le traitement est plus complexe. Inversement dans les folliculites suppurées trichophytiques, déterger la lésion et faire tomber l'inflammation est l'indication première...

Malgré ces exceptions, on peut dire que les trichophyties cutanées sont des affections sans gravité, facilement curables.

Dans ces conditions, l'importance du cercle trichophytique est toute dans son diagnostic précoce en vue d'une prophylaxie hâtive : il faut reconnaître le cercle trichophytique et le reconnaître de suite pour prévenir tout danger de contagion des cheveux de l'enfant. Et souvent même le cercle trahit,

soit sur l'enfant, soit sur quelqu'un de son entourage une tondante trichophytique déjà constituée,
encore méconnue. Il faut donc chercher l'origine du
cercle trichophytique et scrupuleusement examiner
à ce point de vue le cuir chevelu des enfants dans
l'entourage du malade : on y trouvera souvent la
cause d'une contagion inexpliquée.

B. — *Examen microscopique.*

Pour poser sûrement le diagnostic de trichophytie
cutanée, au moins dans les cas douteux, il faut un
examen microscopique ; cet examen est simple.

On prend par raclage quelques squames minces de
la zone périphérique d'envahissement de la lésion
et on les dissocie par la potasse, en suivant les méthodes techniques
que nous avons dé-
crites une fois pour
toutes dans un pré-
cédent chapitre (voir
page 110).

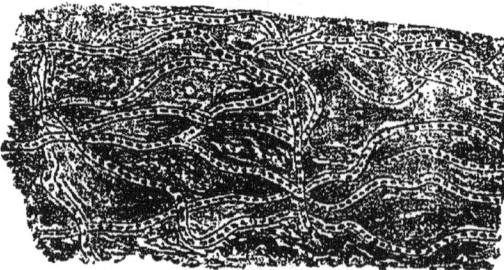

Le microscope
(obj. 7, ocul. 3, Leitz)

Fig. 14.

y démontre alors l'existence de filaments parasitaires.
Ces filaments à peu près rectilignes, de diamètre très

divers (3-6 µ environ) sont régulièrement cloisonnés
en loges rectangulaires. Ils se bifurquent de place
en place, formant au travers des couches épidermiques des lacis irréguliers (fig. 14).

Suivant les cas ces filaments sont gros ou minces,
ils ont même quelque irrégularité de diamètre dans
la même lésion. Certaines fois, les spores sont facilement déhiscentes et s'égrènent; dans d'autres cas,
au contraire, les filaments mycéliens sont résistants
et solides. Ces divergences de caractère ne doivent
pas nous arrêter ici, elles sont secondaires. Ce qu'il
importe de retenir, ce sont les trois principaux caractères du parasite, qui ne permettent sa confusion
avec nul autre (fig. 14) :

1° Les filaments parasitaires sont sensiblement
rectilignes ;

2° Ils sont formés de spores quadrilatères ;

3° Ils se divisent par dichotomie.

Ce sont là des caractères simples, d'une reconnaissance facile. Ils permettent un diagnostic certain
et précis.

§ II. **La tondante trichophytique vulgaire.** — Exposé symptomatique. Son début par une circination épidermique
toujours éphémère. Ses caractères propres, une fois la tondante constituée. Le cheveu cassant, le cheveu cassé. Multiplicité des points d'attaque. Leur identité d'aspect. Évolu-

tion. Durée. Période terminale. La régression spontanée de
la maladie est d'une lenteur excessive. Pourquoi diffèrent
l'évolution de la tondante trichophytique et celle du cercle
de la peau glabre.

A. — *La plaque de tondante.*

Toujours la tondante trichophytique commence
par un cercle d'envahissement épidermique analogue
à celui de la peau glabre. Puis le parasite, rencon-
trant les orifices pilaires, y descend, envahit le cheveu jusqu'à sa base ; le cercle épidermique disparaît,
la lésion pilaire demeure : la tondante est constituée.
Dans la grande majorité des cas, le cercle épidermique, très éphémère, passe inaperçu, en sorte que
la lésion pilaire paraît être première en date.
Il faut cependant connaître ce début par le cercle
épidermique, pour savoir, quand on l'aperçoit d'aventure, l'envahissement pilaire qu'il présage.

Mais comme, le plus souvent, le médecin n'assiste
pas au début de la maladie, c'est l'aspect de la tondante une fois constituée qu'il faut décrire ; elle ne
présente plus *aucune ressemblance* même lointaine
avec la lésion épidermique et circinée décrite plus
haut.

Le cas le plus grave et le plus fréquent est celui-ci : Dans une école est apparu un premier cercle de trichophytie, d'*herpès tonsurant*. Puis sur d'autres enfants, en différents sièges, au visage, au bras, au torse, de nouveaux cercles sont constatés. On procède à une inspection sérieuse de tous les enfants de l'école.

Que le médecin sache d'abord que sur tous les enfants qui ont dans un tel cas présenté de l'herpès circiné du corps, à peine un ou deux sont indemnes de tondante. Beaucoup d'enfants, aussi, sont déjà atteints de tondante sans avoir présenté de cercle épidermique visible.

Au contraire de ce que je dis, le premier examen sera très rassurant, *parce que la tondante trichophytique est d'un diagnostic difficile;* mais peu à peu l'état des choses se précisera, il se montrera de plus en plus grave.

Le cuir chevelu des enfants, examiné avec attention, n'offre plus *aucune lésion de la peau.* Mais entre les cheveux sains, on verra, par groupes plus ou moins nombreux, des quantités de cheveux cassés exactement à l'orifice pilaire. Tantôt ces cheveux cassés sont proches les uns des autres, alors leur absence est remarquée. Tantôt, au contraire, même dans les points où ils sont le plus nombreux, entre eux existent des cheveux sains assez abondants pour masquer l'absence des autres, si la chevelure a seulement un centimètre de longueur.

En résumé, toute la lésion consiste en ceci : En rebroussant à la main les cheveux de la tête, on voit, sur le cuir chevelu, des îlots plus ou moins nombreux et abondants, îlots de points noirs ayant l'aspect de grains de poudre enchâssés dans la peau; ce sont les cheveux malades.

Toute la symptomatologie de la tondante trichophytique une fois constituée tient en ces quelques mots. Et l'on peut réduire à trois ses caractères primordiaux.

Le premier de ces caractères c'est que *sur la plaque malade persistent des cheveux sains très nombreux*, en sorte que cette plaque demeure invisible si l'enfant porte des cheveux un peu longs ou même demi-courts. Le deuxième c'est l'*absence totale de saillie du cheveu malade*. Il n'y a pas un cheveu malade sur dix qui, une fois la maladie constituée, émerge de l'épiderme; au contraire ils y sont inclus. Le troisième caractère de la teigne trichophytique c'est l'*extrême dissémination des lésions*. Quand on coupera la chevelure au ras de la peau, on trouvera hors de la plaque primitive qui comprend, je suppose, deux cents cheveux malades, cinquante points d'attaque secondaires, de dimensions minuscules. Ici

dix cheveux seront atteints, plus loin, il y en a
cinq autres, ailleurs trois seulement. La tête entière
est criblée de petits îlots de 3 à 4 millimètres de
diamètre où les cheveux présentent l'aspect spécial
décrit plus haut, l'aspect de grains de poudre ou de
comédons.

B. — *Le cheveu malade.*

Maintenant, examinons plus attentivement l'un de
ces îlots de cheveux cassés (ils sont tous semblables) ;
nous vérifierons d'abord qu'entre les cheveux malades marqués par les points noirs, il persiste partout
des cheveux sains, jusqu'au centre de la plaque. Et
ces cheveux sains sont nombreux ; ils ne sont pas un
ou deux comme dans la tondante à petites spores,
ils existent par douzaines, assez, nous l'avons dit,
pour masquer le plus souvent toute lésion.

Extirpons-les à la pince pour dégager la plaque
malade et l'examiner de plus près. Nous observe-
rons en le faisant que certains des cheveux qui paraissaient rigoureusement et intégralement sains
cassent à la traction et n'amènent pas au dehors toute
leur racine.

Ces cheveux cassés, examinés à l'œil nu et même à
la loupe, ne montreront exactement rien d'anormal

que leur fracture. Leur dimension, leur forme, leur couleur sont restées les mêmes. Et il faut l'examen microscopique pour voir qu'ils sont infiltrés de parasite.

Tous ces cheveux sains et malades, extirpés, laissent voir un placard *irrégulier* criblé de points noirs. Jamais ce placard n'est rond, il est de forme quelconque. Si l'on y porte la loupe montée et que l'on regarde ces points noirs un à un, on verra :

1° D'abord que *loin de faire saillie au-dessus de la peau, ils y sont complètement inclus.* Quelques-uns même sont recouverts comme d'un vernis par une lame épidermique cornée qui les laisse voir par transparence.

2° En second lieu, on peut voir que *ces points,* qui même à l'œil nu paraissent plus gros qu'un cheveu coupé *sont formés par un poil incurvé sur lui-même, dans la peau à la façon d'une boucle de point d'interrogation* (?). C'est que ces poils ayant perdu toute consistance ne peuvent plus traverser la couche épidermique. Et, comme le germe d'une graine qu'on aurait semée sous une plaque de verre, ils s'incurvent et se contournent sans parvenir au dehors.

Une fois qu'on aura vu et bien vu cette lésion élémentaire, on connaîtra une fois pour toutes ce qu'est pour notre œil la tondante trichophytique, car cet aspect est particulier à la maladie ; il ne se rencontre jamais ni dans la tondante à petites spores, ni dans aucune autre affection du cuir chevelu.

Souvent, sur une plaque de ce genre, quelques cheveux malades font encore saillie. Cette saillie obtuse, de 1 à 3 millimètres à peine, montre le cheveu foncé, plus gros que les cheveux normaux de la même tête et absolument dépourvu de toute gaine grise.

Tels sont les caractères du placard de tondante trichophytique et, dans ce placard, les caractères du cheveu.

Voyons maintenant quelles sont les dimensions, et aussi le nombre et la répartition de ces lésions sur une tête.

Une plaque de teigne trichophytique banale peut atteindre aux dimensions de la paume de la main, mais cela est tout à fait exceptionnel.

Car, nous l'avons dit, l'un des trois caractères primordiaux de cette teigne, est de ne former qu'une lésion primaire de dimension moyenne, mais aussi, en dehors d'elle, des *multitudes* de points épars d'inoculation seconde.

C'est là encore un caractère bien spécial à la tondante *trichophytique* que ces îlots épars de deux et trois cheveux malades. La tondante *à petites spores* crée bien des plaques d'inoculation secondaire, mais elles sont moins nombreuses et chacune plus grande. Et tandis que dans la tondante *à petites spores* les moindres placards sont squameux, surélevés et ronds, dans la tondante *trichophytique*, c'est sur un cuir chevelu *sain* et propre que s'observent ces îlots de cheveux malades, chaque îlot ayant comme la plaque primitive une forme irrégulière et quelconque.

C. — *Évolution de la maladie.*

Au point de vue de l'évolution, les mœurs des deux tondantes diffèrent d'une façon manifeste. Dans la teigne *à petites spores*, quand une plaque régresse, elle régresse en totalité. Il ne reste guère sur elle de cheveux malades isolés, persistant sur place. Dans la *tondante trichophytique*, au contraire, les cheveux malades sont en quelque sorte autonomes *chacun*, et l'on en voit persister sur place, *un par un*, des mois et même des années, après que le traitement est abandonné et la guérison certifiée complète. *La tondante à petites spores résiste donc plaque par plaque et la tondante trichophytique cheveu à cheveu.*

Ce point est à retenir dans le traitement. Car ce serait une grave erreur de ne pas attaquer les points secondaires de tondante trichophytique un par un comme la plaque initiale, en croyant, vu leur faible dimension, qu'ils disparaîtront les premiers.

Un second point est à mentionner dans l'évolution de la tondante trichophytique : c'est la *facilité des réinoculations sur le malade,* au cours d'un traitement même bien conduit.

Ici encore les deux tondantes s'opposent : Quand une teigne *à petites spores* est en traitement, il ne *doit* plus se produire d'inoculations nouvelles. Dans la tondante *trichophytique,* on peut être assuré que la moindre faute ou négligence sera payée par un point d'attaque nouveau [1].

Dans ce cas, le médecin pourra observer le cercle précédant la fracture spontanée du poil. Même alors, le cercle sera moins *évident* que sur la peau glabre. Mais en plaçant la tête de l'enfant de façon à l'éclairer de lumière oblique, le soulèvement épidermique circiné sera manifeste, ainsi que la desquamation légère dont son pourtour est marqué [2].

Quand on surprend ainsi le cercle en évolution, sur sa surface, les poils ont le plus souvent gardé en-

---

1. Nous avons vu ainsi 56 inoculations être produites sur une même tête par un seul rasage intempestif. Un tel nombre est cependant exceptionnel,

2. Nous verrons au chapitre du traitement qu'on peut mettre hors de doute l'existence des cercles peu visibles, en pratiquant sur eux un badigeonnage de teinture d'iode. Ils se coloreront en brun foncé, la peau saine en jaune clair.

core leur intégrité et l'épilation les amène entiers.

Souvent aussi quelques-uns se rompent déjà. Si l'épilation est retardée, dans quelques jours la plupart d'entre eux ne pourront être épilés sans fracture. Ces cas placent sous les yeux du médecin le mécanisme de la tondante à son début, ce mécanisme qu'il n'a presque jamais l'occasion de voir au début de la plaque initiale.

Dans l'évolution de la tondante trichophytique, — après ce fait de la résistance *individuelle* du cheveu à la guérison, — après le fait des *réinoculations fréquentes* en cours de traitement, il faut mettre en lumière une troisième particularité qui est d'une importance capitale au point de vue de l'évolution du parasite et aussi au point de vue du diagnostic pratique de la maladie. C'est la coexistence presque constante des inoculations trichophytiques de la peau glabre et de la tondante trichophytique. C'est ce que M. E. Besnier a très justement nommé : *la trichophytie cutanée accessoire des teigneux.*

Souvent, avant tout traitement, et au moment même du premier diagnostic, on peut préciser qu'il s'agit de la tondante trichophytique par l'examen du cou et du visage. On trouve en divers points de la face : à l'ourlet de l'oreille, à la joue, à l'angle de l'œil, et même au bout du nez; sur le cou : en bor-

dure des cheveux de la nuque ou bien à la saillie de
la septième vertèbre proéminente, de petites plaques
rouges saillantes. Les plus grandes, qui sont aussi
les plus rares, sont circulaires, ce sont de petits
cercles trichophytiques. Les plus petites et les plus
fréquentes sont de simples *macules lenticulaires* de
quelques millimètres de diamètre, de forme souvent
angulaire, faisant une légère saillie sur la peau et
piquetées de points visibles à la loupe, qui sont des
orifices glandulaires.

Ce sont des inoculations accessoires de teigne; un
débris de cheveu tombé est venu semer là quelques
graines, dont le développement se trahit par ces
lésions. Pour le plus grand nombre, ces inoculations
disparaissent spontanément; souvent l'une au contraire grandit et reproduit le cercle typique d'herpès
circiné déjà décrit.

En tous cas, ces inoculations secondaires, en raison de leur siège, ne sont d'aucune gravité : un ou
deux badigeonnages de teinture d'iode les font disparaître. Mais au point de vue du diagnostic différentiel, ces macules *lenticulaires*, dont la présence
est quasi constante, permettent un diagnostic précis
de tondante *tricophytique*, avant toute confirmation
microscopique [1].

1. Voir la note de la page 161.

Il faut savoir également que ces inoculations accessoires peuvent se reproduire jusqu'à la terminaison complète de la maladie, à ce point qu'on les voit quelquefois survenir sur le cou d'un enfant considéré déjà comme guéri, et comme tel laissé sans traitement, en observation depuis plusieurs semaines.

D. — *Durée de la maladie.*

La durée de la tondante trichophytique est impossible à préciser, car elle dépend de facteurs très nombreux, très différents et dont la valeur n'est pas la même en tous cas.

Ici encore, l'*étendue* des lésions joue certainement un rôle important, *mais la multiplicité des lésions* aggrave le pronostic beaucoup plus que leur étendue.

L'âge déjà avancé du petit malade ne permet pas non plus de porter un pronostic optimiste, car la disparition de la tondante *trichophytique* à la puberté, quoique de règle générale, est beaucoup moins absolue que pour la tondante *à petites spores.*

Ici doit se placer une remarque. C'est une tradition en dermatologie, et rien n'est plus vrai, de dire que les teignes tondantes disparaissent spontanément vers l'époque de la puberté. Nous avons exposé déjà ce fait plus haut.

En effet, sans que cependant la puberté s'accompagne de modifications du cheveu, sensibles pour nous et analogues à celles du système pileux du pubis et des aisselles, ou des modifications du larynx bien connues de tous, il semble que ces modifications existent, et que le cheveu prenne à ce moment des qualités de résistance qui le rendent réfractaire à l'envahissement du parasite. Mais c'est une erreur de croire que cette règle est absolue et ne montre pas d'exceptions.

J'ai vu une tondante trichophytique banale à 23 ans, une autre à 22 ans, deux à 17 et 18 ans, enfin un très grand nombre de cas dépassent 15 et 16 ans.

De semblables faits ont été mentionnés par d'autres observateurs (ARNOZAN, DUBREUILH). Il faut donc être prévenu que la tondante *trichophytique* peut persister au cours de l'adolescence.

D'une façon générale on peut dire que la durée ordinaire de la maladie oscille entre *douze et quinze mois*, malgré tout traitement. Mais cette évolution peut différer en longueur, même pour différentes lésions d'un enfant. Enfin il arrive souvent qu'une douzaine de cheveux malades isolés, toujours les mêmes, tiennent le médecin en échec pendant de longs mois.

Il est impossible, dans l'état actuel des choses, de comparer entre elles la durée d'évolution respective des deux tondantes.

L'observateur le plus consciencieux croira d'abord que la tondante *à petites spores* est la plus rebelle; c'est parce que les lésions *en placards* empêchent jusqu'à la terminaison de la maladie le médecin de donner un certificat de guérison.

Pour la tondante *trichophytique*, dans la très grande majorité des cas, à la période terminale de la maladie les poils malades sont tous isolés. Et la guérison est certifiée faussement bien avant d'être définitive, en sorte que le moment de la guérison *complète* demeure inconnu.

Mais j'ai vu, dans un cas par exemple, dix enfants de troupe, contaminés cinq ans en deçà, présenter à l'examen encore quelques cheveux remplis de tri-chophyton.

Même en admettant, ce qui est vrai, que de tels cas soient exceptionnels, il faut savoir que la tondante *trichophytique* peut, comme la tondante à pe-tites spores, durer plusieurs années.

Quelle que soit cette durée d'ailleurs, la guérison finale est aussi certaine, et toujours elle s'accompagne de la reproduction intégrale des cheveux autrefois malades. Dans un cas de tondante trichophytique *vulgaire*, quand après guérison il reste des cicatrices alopéciques marquant la place des lésions anciennes, ces cicatrices proviennent d'un traitement mal dirigé.

E. *Pourquoi diffèrent l'évolution de la tondante trichophytique et celle du cercle de la peau glabre.*

Nous avons vu plus haut que la trichophytie cutanée est bénigne et facilement curable. Pourquoi la même affection causée par le même parasite, parce qu'elle envahit le cuir chevelu, le cheveu, devient-elle grave et son évolution chronique?

A cette différence d'évolution il y a une seule raison anatomique qu'il faut de toute nécessité connaître pour comprendre le mécanisme de toutes les teignes tondantes, et de la teigne trichophytique en particulier.

Le cheveu n'a guère qu'un cinquième à un huitième de millimètre de diamètre. Il est implanté dans le cuir chevelu à 4 et 5 millimètres de profondeur (fig. 15).

Le cheveu est donc contenu dans un puits profond et étroit dont il comble la cavité, et dans ce puits,

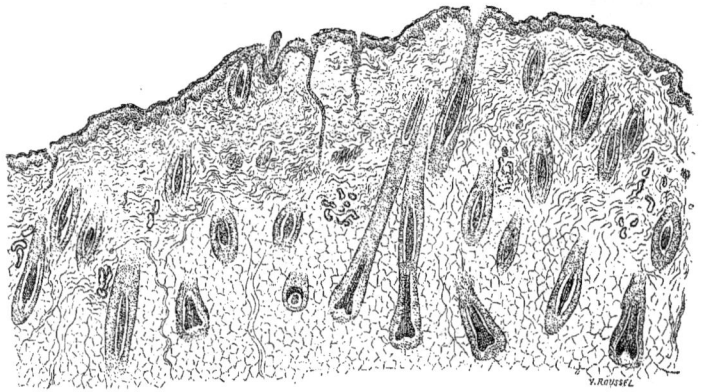

V. ROUSSEL

Pl. III. Fig. 16.

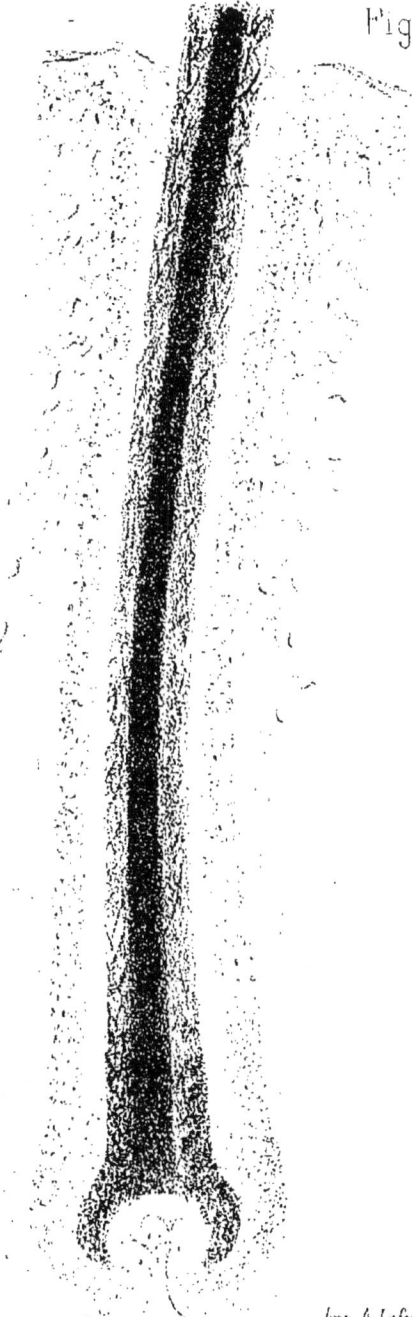

V. Roussel del. et lith.   Imp. A. Lafontaine & Fils Paris.

Cheveu normal et sa profondeur d'implantation
dans la peau (grossis.^{t} 75 diam.)

l'épiderme descend jusqu'au fond pour faire au poil un fourreau (Pl. III, fig. 16).

La constitution anatomique de la peau est donc tout autre dans les régions glabres et dans les régions velues, particulièrement au cuir chevelu.

Dans les régions glabres, la peau ne présente que des dépressions interpapillaires à peine marquées. Au cuir chevelu elle est creusée de puits profonds et étroits. Et comme les éléments qui bordent ce puits sont épidermiques, le parasite peut s'y étendre jusqu'à la papille du poil. A cette profondeur le parasite est inaccessible à tout agent externe, quel qu'il soit, sauf aux agents destructeurs qui causeraient une alopécie irrémédiable !

Ainsi, une fois dans la place, l'ennemi est assuré d'une longue durée de vie. Dans chaque follicule il est inattaquable. Son seul terrain de culture étant l'épiderme et le cheveu, il n'envahit pas la papille pilaire qui forme le poil. Le poil continuera donc de croître, mais il continuera aussi d'être envahi dans la profondeur, à mesure de sa croissance...

§ III. *A.* **Diagnostic différentiel. Examen microscopique.** — Choix à faire à l'œil nu du cheveu à examiner. Examen. Le parasite est constitué exclusivement par de grosses spores soudées en chaîne et contenues dans le cheveu. Diagnostic différentiel avec le *microsporum Audouini.*

Dans la *tondante trichophytique,* comme dans les deux autres teignes : *tondante à petites spores* et *favus,* le diagnostic doit être fait à l'œil nu ou à la loupe. Le microscope n'intervient que comme agent de démonstration. Mais cette démonstration est facile et doit toujours être apportée.

Elle est facile, à une condition dont le simple exposé peut paraître ridicule, mais qu'il importe cependant de rappeler, puisque les débutants y manquent presque toujours. C'est de choisir pour l'examen microscopique non pas des cheveux pris au hasard, mais des cheveux *malades.*

Nous avons dit que jamais la tondante trichophytique n'envahissait le cuir chevelu en totalité, que même les plaques envahies étaient couvertes de cheveux sains presque aussi abondants que les cheveux malades, et aussi beaucoup plus visibles. Le débutant cherche une plaque et sur cette plaque il extirpe au hasard un certain nombre de cheveux. En agissant ainsi on court grand risque de n'examiner

Pl. IV.

Fig. 17.

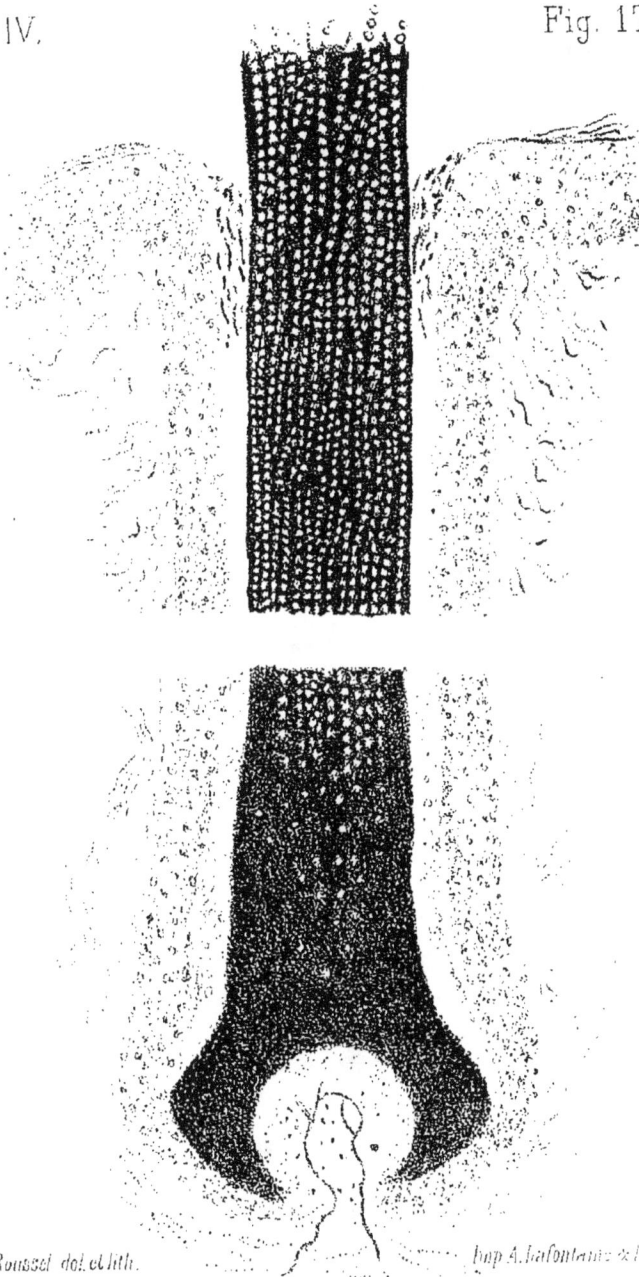

V. Roussel del. et lith.   Imp. A. Lafontaine & Fils, Paris.

Cheveu envahi par le trichophyton tonsurans
(grossis^t de 130 diam.)

que des cheveux entièrement sains. Et le microscope donnera au médecin une sécurité très fausse.

Il faut rechercher ou bien un cheveu cassant, dont
la racine et le bulbe noir feront défaut, ou bien
même, et cela vaut mieux, un de ces points noirs
inclus dans la peau. Si minime soit le tronçon de
cheveu ainsi arraché, il donnera toujours à l'examen
microscopique la preuve attendue.

En l'enlevant à la pince on arrachera presque forcément une squame qui l'englobe, mais peu importe.
On traitera ce débris par la solution potassique
chauffée et l'examen extemporané se fera comme les
précédents.

On verra alors que le tronçon de poil est rempli
de spores contiguës. Ces spores, quadrilatères à
angles mousses ou ovoïdes, ont de 5 à 7 μ de diamètre
dans les deux sens.

Elles sont tellement tassées dans le cheveu qu'on
ne distingue plus ni le pigment capillaire, ni aucune
partie de la substance même du cheveu. Le cheveu
ne possède plus que sa cuticule contenant les spores,
comme un sac contient des noix (fig. 17, Pl. IV).

De prime abord ces éléments parasitaires pourront paraître tellement tassés qu'ils ne montreront
aucun agencement régulier entre eux, pas plus que
les noix d'un sac.

Mais cependant une observation plus attentive remarquera bientôt que ces spores sont toutes sériées en files rectilignes, en chaînes, disposées suivant le grand axe du cheveu (Pl. V, fig. 18).

Si surtout le montage de la préparation a quelque peu dilacéré le cheveu, cette agmination en chaînettes parallèles deviendra beaucoup plus visible et on trouvera en outre autour du cheveu déchiré des débris de chaîne qui en sont sortis et sont encore parfaitement reconnaissables (fig. 19).

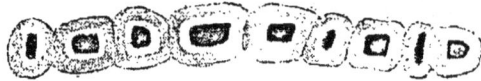

Fig. 19.

Les caractères du parasite sont les suivants :

1° Il est uniquement formé de spores ;

2° Ces spores sont toutes égales entre elles ;

3° Elles ont 5 à 7 μ de diamètre ;

4° Elles sont réunies en files régulières ;

5° Ces files sont dirigées suivant le grand axe du cheveu ;

6° Elles sont situées dans l'intérieur même du cheveu ;

7° Elles le remplissent complètement.

8° Quand ces files de spores se multiplient, elles

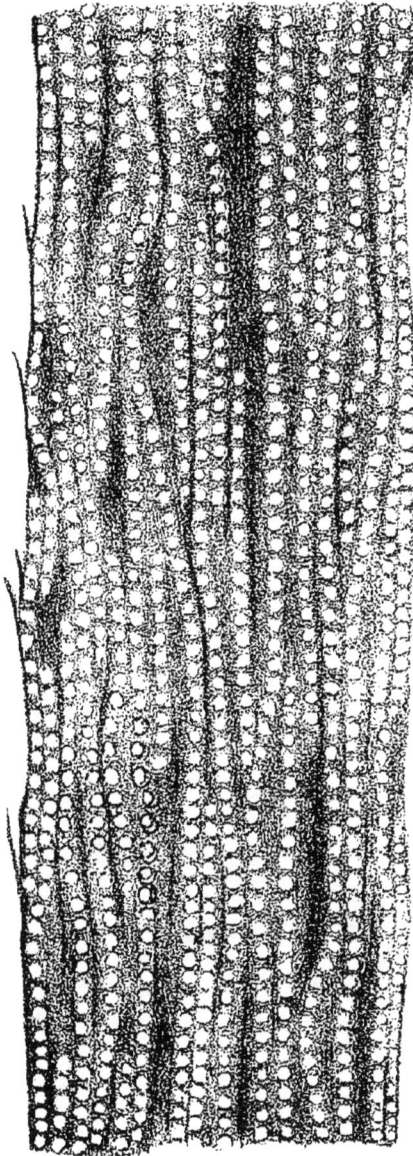

Fig.18

le **Trichophyton tonsurans** dans le cheveu
de l'enfant (grossiss.^{t} 3oo diam.)

se divisent simplement en deux files semblables
(division par dichotomie).

Pratiquement il n'est pas besoin de réunir tous les
caractères pour affirmer, dans l'examen d'un cheveu
donné, qu'il s'agit d'un cheveu trichophytique.

L'égalité des spores entre elles et leur réunion en
chaîne suffit pour assurer le diagnostic (fig. 19).

B. — *Diagnostic microscopique différentiel.*

Ce parasite ressemble quelque peu au champignon
qui cause *le favus*. Nous reviendrons sur le diagnostic
entre ces deux parasites quand nous parlerons de
cette maladie. Dès à présent nous pouvons dire que
jamais le favus ne montre l'*identité de tous les éléments parasitaires* que le *trichophyton montre toujours*.

Quant au diagnostic du *trichophyton* et du *microsporum Audouini*, il suffit de relire la description
fournie plus haut de ce parasite pour voir qu'il ne
présente avec le trichophyton aucune ressemblance.

La préparation même faite avec un seul cheveu *trichophytique* montrera toujours des chaînes de spores
nombreuses. Une seule chaîne de spores suffira pour
écarter l'hypothèse du *microsporum Audouini*.

L'écorce de spores que ce dernier forme au cheveu,

l'aspect mûriforme de cet agglomérat de spores sur le cheveu sont si caractéristiques, la dimension des spores toujours petites si différente de celle des spores enchaînées du trichophyton, que nous n'insisterons pas davantage. Les dessins relevés à la chambre claire et qui accompagnent ce texte, suffiront pour écarter toute confusion.

§ IV. **Les tondantes trichophytiques anomales.** — Tondantes à caractères insolites, à cheveux cassés saillants, à folliculite suppurée : *Kérion de Celse*. Leur commune nature trichophytique. Elles sont causées par des trichophytons spéciaux et d'origine animale.

On pourra rencontrer par exception, dans une pratique quotidienne, des tondantes dont le tableau objectif s'écartera sensiblement de celui que nous avons tracé et qui pourtant présenteront à l'examen microscopique un parasite de même forme, avec presque toutes les mêmes particularités microscopiques.

Les différences objectives de ces tondantes consistent soit dans un cercle trichophytique plus visible que nous ne l'avons décrit, soit dans l'existence, en tous points de la lésion, d'un certain nombre de cheveux malades, non plus inclus dans l'épiderme mais faisant au-dessus de lui une saillie de 1 à 3 millimètres.

Il faut être prévenu de ces cas qui pourraient objectivement faire confondre une tondante trichophytique avec une tondante à petites spores.

Ils proviennent de ce fait que le trichophyton n'est pas un seul et même champignon, mais qu'il y a toute une famille botanique de champignons très analogues causant des lésions presque similaires.

La culture permet de différencier les unes des autres ces espèces cryptogamiques voisines. Au point de vue pratique, ces différences n'ont point d'importance pour le traitement. Le chapitre suivant (Trichophyties pilaires de la barbe) montrera mieux la multiplicité des types cliniques que les tondantes peuvent affecter. Comme tondantes de l'enfant, ces types sont des exceptions et ne peuvent nous arrêter dans un ouvrage élémentaire. Nous n'insisterons que sur un dernier type de tondante trichophytique qui n'est pas absolument exceptionnel et dont le diagnostic précis est important à faire en vue du traitement et aussi en vue de la prophylaxie.

Kérion de Celse. — On le désigne sous le nom de Kérion Celsi. La lésion se présente sous la forme d'un placard nettement surélevé au milieu du cuir chevelu sain, placard rouge, vultueux, parsemé d'abcès folliculaires et couvert de cheveux que la moindre traction enlève *intacts*, avec leur racine bulbeuse noire et, je le répète, *sans fracture*.

Ce placard est toujours *d'une orbicularité parfaite, exactement rond* ou à peine ovale. Sa surface criblée d'orifices rappelle celle de l'anthrax, mais elle est plate. Sa forme totale est très exactement semblable à celle d'un macaron. Les ganglions de la région sont douloureux et un peu gros.

L'examen à l'œil nu doit fournir le diagnostic, car l'examen microscopique de presque tous les cheveux de la région est négatif. Il faut de longues recherches pour trouver, *sur le bord* même de la lésion, un petit cône pilaire cachant un cheveu cassé dont l'examen montrera l'envahissement du parasite. C'est la lésion causée sur l'enfant par un trichophyton spécial aux animaux, tout particulièrement au *cheval,* d'où la nécessité de diriger l'enquête étiologique sur ce point.

Le traitement un peu spécial sera étudié avec le traitement des autres tondantes.

Le pronostic est bénin au point de vue de la durée, mais la lésion laisse, quoi qu'on fasse, une cicatrice en grande partie alopécique.

C'est la seule tondante qui laisse des traces permanentes de son passage.

§ V. **Les trichophyties pilaires de la barbe**. — Leurs formes
très diverses proviennent de la diversité des trichophytons
animaux qui peuvent les causer. Leur diagnostic différentiel
est assez difficile avec les affections communes de la même
région. L'examen microscopique montre des parasites de
forme quelque peu différente suivant l'aspect clinique des
lésions. Ces parasites présentent toujours les caractères
fondamentaux des trichophytons, mais ils forment à la racine
du poil un fourreau des filaments mycéliens juxtaposés.

L'homme adulte peut présenter à la barbe la teigne
tondante trichophytique ; on l'observe dans toutes
les régions velues de la face, du cou et de la nuque,
à l'exception toutefois de la moustache qui est invariablement respectée.

A. — *Description symptomatique.*

Sommairement on peut dire que la trichophytie
pilaire de la barbe chez l'adulte se rapproche par ses
caractères de la tondante trichophytique des cheveux
de l'enfant, en ce que sa lésion élémentaire est la
même, c'est la fracture du poil malade. Objectivement la plupart des trichophyties de la barbe se sé-
parent cependant des tondantes à grosse spore de
l'enfant, surtout en ce que l'affection s'accompagne
le plus souvent d'une réaction inflammatoire locale
plus ou moins vive.

Du reste, les trichophyties de la barbe chez l'adulte

sont excessivement polymorphes, elles forment des types distincts les uns des autres. Et chaque type demande quelques mots de description particuliers.

1er *type*. — Il y a d'abord un type exactement semblable, au point de vue objectif, à la tondante trichophytique vulgaire de l'enfant. Ce sont les mêmes petits placards disséminés en maints endroits. Chaque placard, irrégulier, comprend de deux à dix poils cassés. Les poils cassés ne font pas de saillie sur la peau. Ils sont incurvés dans l'épaisseur de l'épiderme, où ils forment une demi-boucle visible par transparence.

Ces lésions, excessivement torpides, peuvent durer plusieurs années, huit ans et davantage.

Ce type trichophytique de la barbe de l'adulte est d'une rareté excessive[1].

2e *type*. — Une trichophytie beaucoup plus fréquente, mais encore rare, est caractérisée par des lésions exactement semblables à celles de l'*ichtyose* ou *kératose pilaire*. Chaque poil malade est engainé d'un cône épidermique saillant, souvent coupé par le rasage. Le poil malade est gros et fait au-dessus du cône épidermique une courte saillie. A son émer-

---

1. Le trichophyton causal de cette espèce morbide est caractérisé par une culture violet foncé. Il est très probablement d'origine animale, sans que son animal d'origine soit encore connu.

gence de la peau, il est enveloppé d'une collerette d'aspect épidermique (fig. 20).

Comme dans l'espèce précédente les lésions sont disséminées sur les joues, le menton, etc. Ces lésions sont sèches, sans tendance inflammatoire aucune. Leur durée spontanée paraît restreinte à une année environ [1].

3e *type*. — Beaucoup plus fréquentes que les deux formes précédentes sont les trichophyties à processus inflammatoire et s'accompagnant de surproductions telles que folliculites discrètes ou conglomérées, d'empâtement et d'infiltration du derme sous-jacent et même de véritables abcès.

Les unes sont, comme les précédentes, diffuses et disséminées, à folliculite peu marquée, s'accompagnant de petits abcès sous-cutanés. Souvent les plaques sont marquées par une dermite superficielle légèrement exsudative. Le poil malade est gros, fait au-dessus de la peau une saillie de deux ou trois millim. A son émergence il est engainé d'une collerette.

La durée de ces cas ne dépasse guère cinq ou six mois [2].

---

1. Cette espèce morbide est causée par un trichophyton spécial dont la culture est d'un rose pâle, fleur de pêcher. Ce trichophyton est d'origine aviaire et se retrouve spécialement sur la poule où il est caractérisé par des lésions identiques.

2. L'espèce trichophytique causale est d'origine équine. Elle forme

4ᵉ *type*. — Enfin, un dernier type de trichophytie
pilaire de la barbe est pleinement identique à celle
que nous avons mentionnée chez l'enfant sous le
nom de kérion de Celse. Ses symptômes objectifs
étant identiques, nous ne les répéterons pas. On peut
trouver une seule grande lésion, ou plusieurs petites
toutes semblables. Ces lésions siègent souvent en
bordure des cheveux et à la nuque. Dans des cas
rares, on en retrouve dans les cheveux même de
l'adulte. La durée de cette lésion varie entre six semaines et quatre mois[1].

Pour résumer ce tableau clinique, on peut dire que
plus une trichophytie de la barbe (sycosis) s'accompagne de phénomènes inflammatoires locaux, moins
elle est grave, du moins en ce qui concerne sa durée.
Au contraire, les formes sèches sont aussi durables
au moins que les tondantes trichophytiques de l'enfant. Mais ici ces formes sèches sont l'exception.

On remarquera que toutes les trichophyties pilaires de l'adulte sont dues à l'inoculation des tricho-

---

une culture cérébriforme et contournée d'un jaune clair. Elle est
quelquefois épidémique dans l'armée. D'autres animaux que le cheval (le veau, la génisse) peuvent causer la contagion de l'homme.

1. Son trichophyton causal est également d'origine équine, on le
rencontre bien plus souvent que tous les autres chez l'homme, où il
peut causer des lésions plus ou moins inflammatoires. Ce champignon à culture *blanche* est doué de pouvoir pyogène.

phytons des animaux, la tondante trichophytique
vulgaire de l'enfant n'est pas inoculable à l'homme
adulte.

La réciproque n'est pas vraie et toute trichophytie
animale peut causer exceptionnellement la tondante
de l'enfant. Ce sont les trichophyties atypiques dont
nous avons dit un mot et dont l'exemple le plus net
est fourni par le kérion de Celse.

B. — *Diagnostic différentiel.*

Le diagnostic différentiel des trichophyties de la
barbe peut être considéré comme difficile. Cette difficulté provient de l'extrême polymorphisme que la
maladie peut affecter suivant le parasite qui la cause.
Entre le kérion de Celse et la trichophytie de la
barbe à forme sèche presque identique à la tondante
trichophytique de l'enfant, des formes intermédiaires
extrêmement nombreuses peuvent se classer.

Or, il existe d'autres maladies de ces régions qui
s'accompagnent de processus inflammatoires analogues et qui reconnaissent de tout autres causes.
Tous les eczémas pilaires, toutes les folliculites du
même siège peuvent ressembler aux trichophyties.

Les eczémas pilaires, il est vrai, ne respectent
pas la moustache, et ceci est un bon signe de dia-

gnostic différentiel. Mais, outre que les eczémas pilaires peuvent ne pas envahir cette région de la moustache, d'autre part rien n'empêche une trichophytie
en placards humides de se compliquer d'eczéma.

Au début, la trichophytie de la barbe, comme la
tondante s'accompagne d'un cercle épidermique;
mais ce cercle est passager, il peut ne pas avoir
frappé le malade, et d'autre part encore, certaines
formes d'eczéma séborrhéique peuvent avoir une
disposition circinée ou nummulaire.

Sans doute le clinicien exercé, après un examen
à l'œil nu seulement, aura son diagnostic posé presque sûrement avant tout examen microscopique;
mais ce diagnostic sera aidé par mille nuances qu'une
longue pratique seule peut lui faire remarquer et
dont beaucoup sont indescriptibles.

D'une façon générale on peut dire que les dermites
eczématiformes de la barbe et les follicullites *non
trichophytiques* sont plus généralisées à toutes les
régions pilaires du visage que les trichophyties.

Celles-ci au contraire forment des placards disséminés au milieu d'une barbe saine.

Mais on ne peut faire fond pour un diagnostic précis sur le degré de diffusion des lésions, car il y a
des trichophyties très étendues et des placards limités d'eczémas, en sorte qu'on en est réduit, pour faire

un diagnostic certain, à chercher la lésion élémentaire trichophytique, le poil cassant, et à s'en rappor-
ter en dernier lieu à l'examen microscopique.

Tout poil difforme (et ce mot doit être entendu
dans son plus large sens), tout poil trop gros, court,
dirigé dans un sens différent de celui de ses voisins,
ayant une collerette à sa base, ou une couleur qui
tranche sur celle des poils du voisinage, ou surtout
un aspect terne et grisâtre, doit être essayé à la pince
et, s'il n'amène pas son bulbe radiculaire au dehors,
doit être examiné au microscope. C'est là une étude
qui demande quelque patience, mais c'est aussi le
lieu de répéter que les poils recueillis pour un examen microscopique doivent être minutieusement
choisis. Car, en règle générale, nous le savons, le
débutant prendra, pour l'examen, des poils restés
sains, en dédaignant les tronçons minuscules qui
précisément lui auraient montré le parasite.

C. — *Examen microscopique.*

Le parasite que l'on trouve dans les trichophyties
de la barbe est bien un trichophyton. Il en a tous les
principaux caractères : la spore grosse, les spores
égales, unies en chaîne, chaînes divisées dichotomi-
quement. Mais il diffère du parasite de la tondante

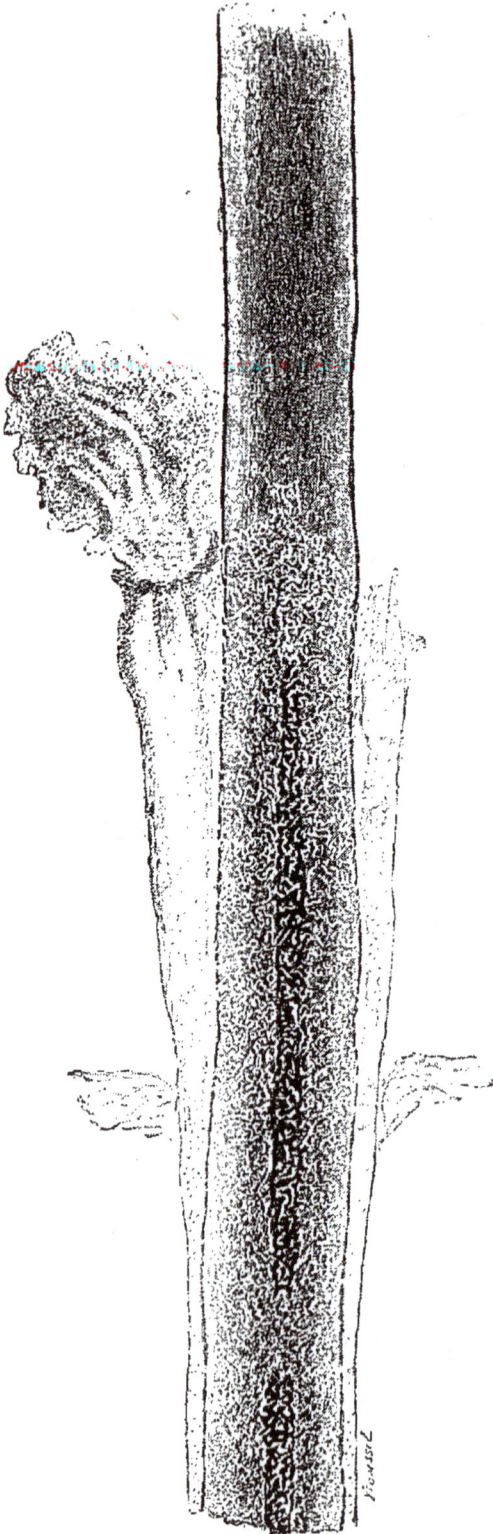

trichophytique vulgaire de l'enfant en ceci que dans la tondante les chaînes de spores sont exclusivement contenues dans le cheveu, tandis que, dans les trichophyties pilaires de la barbe, les chaînes sporulées remplissent le cheveu *et tapissent extérieurement sa cuticule d'enveloppe*, de telle façon que non seulement le poil est envahi par le parasite, mais qu'il est aussi revêtu, au moins dans sa partie radiculaire, de chaînes articulées parasitaires comme d'un fourreau (Pl. VI, fig. 21).

C'est là la caractéristique des espèces trichophytiques d'origine animale quand elles s'attaquent au poil de l'homme. Elle se traduit à l'œil nu par une collerette pseudo-épidermique circumpilaire (fig. 20).

Il va sans dire que cette caractéristique spéciale se

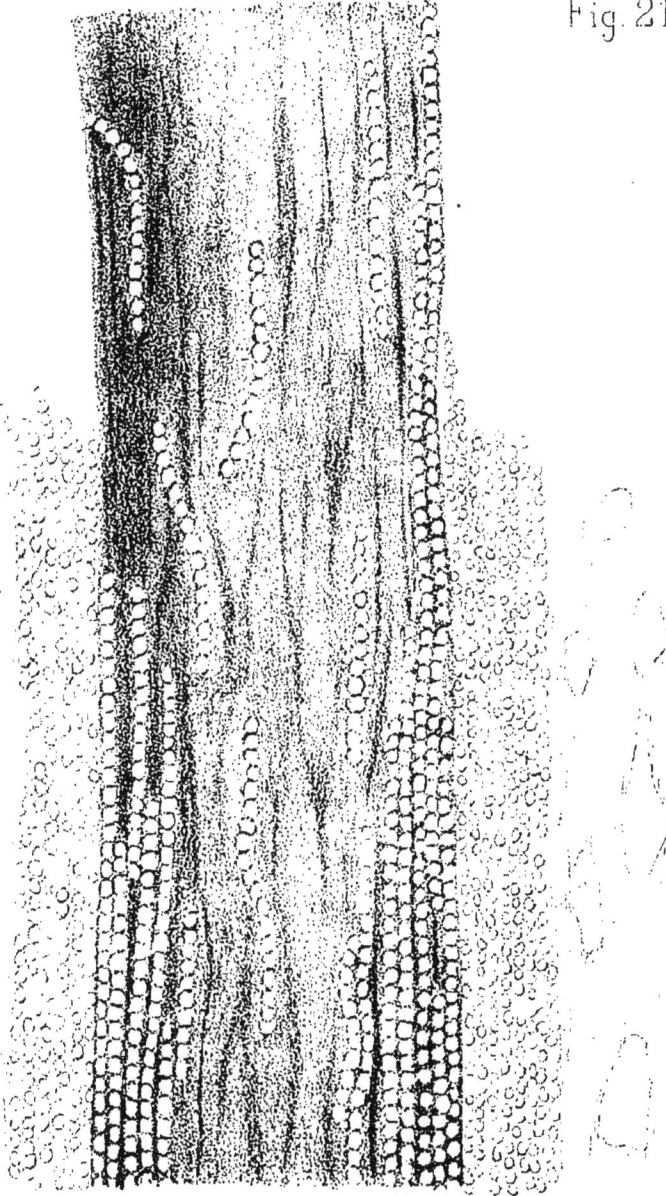

J. Roussel del. et lith.

Imp. A. Lalouhenne & Fils, Paris.

Trichophyton ectothrix (d'origine animale)
autour du poil de la barbe chez l'homme.

rencontre pareillement dans les tondantes atypiques
de l'enfant causées par des inoculations de trichophytons animaux. Hormis ce caractère du reste,
les trichophytons animaux ressemblent très exactement comme structure propre aux trichophytons
endothrix (dans le cheveu) spéciaux à l'enfant. Mêmes
chaînes régulières, même régularité de dimensions
des spores, même double enveloppe, même division
dichotomique des filaments. Cependant d'un cas à
l'autre, nous venons de le voir, l'espèce cryptogamique causale de la trichophytie de la barbe peut différer. Pareillement varieront les caractères secondaires de son parasite. C'est ainsi que le diamètre
des spores (toujours égales entre elles sur le même
individu) pourra varier (comme l'espèce parasitaire)
d'un individu à l'autre ; ou bien encore on trouvera
des différences dans l'adhérence des spores entre
elles, dans les couleurs de leur protoplasma *ordinairement incolore* ou dans la présence de noyaux sporulaires [1], etc.

Les techniques d'examen microscopique sont les
mêmes pour les poils et pour les cheveux (voir
page 110), avec cette seule différence que les poils
présentent en raison de leur volume quelque résistance de plus à la dissociation par la potasse.

1. Ces noyaux parfaitement ronds sont d'une couleur sépia.

§ VI. **L'onychomycose trichophytique.** — C'est une modalité rare de la trichophytie. L'ongle trichophytique n'a pas un aspect pathognomonique. L'examen microscopique, en y montrant le parasite, permet seul de le différencier de l'ongle favique.

En France et, semble-t-il, à Paris surtout, la lésion trichophytique unguéale est une véritable rareté, car on voit bien cent cinquante ou deux cents tondantes pour une onychomycose trichophytique.

A. — *Description symptomatique.*

Plusieurs ongles du même sujet sont ordinairement atteints, mais on peut voir toute irrégularité de siège. Un seul doigt ou tous les doigts d'une seule main peuvent parfaitement être pris. Le plus souvent plusieurs ongles sont pris à chaque main.

L'aspect de l'ongle trichophytique n'est pas pathognomonique. Presque toutes les maladies chroniques de l'ongle se ressemblent et l'ongle du psoriasis, du favus, etc., pourraient aisément être confondus dans une même description avec l'ongle atteint de trichophytie.

Voici l'aspect sous lequel ce dernier se présente le plus souvent. La table externe de l'ongle est peu entamée, souvent même elle ne l'est aucunement;

mais au-dessous d'elle et principalement au bord libre, la substance même de l'ongle est très augmentée d'épaisseur et rongée.

Cette transformation poreuse de la masse unguéale est désignée par une comparaison assez juste sous le nom de transformation *en moelle de jonc.*

De plus, cette substance poreuse est creusée et rongée du bord libre de l'ongle vers sa racine de façon que, dans toute une partie, la table externe recouvre un vide et, au lieu de paraître rose comme dans un ongle normal, elle est opaline et grise. La substance poreuse est friable et s'émiette facilement.

Quelquefois les bords latéraux sont envahis comme le bord libre. Dans ce cas l'ongle est déchaussé latéralement et la table externe disparue découvre la substance en moelle de jonc rongée et évidée.

Ces lésions peuvent aller jusqu'à la destruction presque totale de l'ongle remplacé par un moignon informe, le plus souvent elles sont limitées. Un doigt peut être plus atteint que les autres.

Cette maladie est d'une évolution infiniment lente et peut durer des années, dix ans et même davantage, à ce point qu'on a proposé l'avulsion de l'ongle pour remède.

Du reste, comme la tondante pour le cheveu, l'onychomycose pour l'ongle se termine à la longue par la disparition des lésions et le retour de l'organe *ad integrum*.

B. — *Examen microscopique.*

L'examen des lamelles unguéales, décortiquées au scalpel, et aussi l'examen des poussières friables de la « moelle de jonc », extraites par raclage, montrent toujours le même parasite constitué par des filaments de spores. Mais ici, comme dans la trichophytie de la peau, les filaments sont de dimensions bien plus irrégulières que dans le cheveu ou le poil. On trouve dans le même ongle des filaments gros et d'autres plus fins. La dimension des cellules mycéliennes suit, bien entendu, ces variations de diamètre. On n'est pas encore fixé sur l'origine des trichophytons, qui provoquent ces onychomycoses de l'homme. Le plus souvent ces espèces semblent être d'origine animale, mais il peut y avoir des exceptions, et une tondante trichophytique banale peut exceptionnellement s'accompagner d'onychomycose.

*
* *

Nous arrêterons ici ce tableau de LA TRICHOPHYTIE HUMAINE. Les dimensions de ce livre nous obligent à ne donner d'elle qu'un aperçu bien succinct. Le

nombre des questions théoriques et pratiques que
soulève cette maladie est considérable, nous avons
essayé d'en résumer strictement ce que la pratique
seule doit en retenir.

Quant à la partie théorique qui est ici passée sous
silence, voici en quelques mots comment il faut la
comprendre :

Il existe dans le monde cryptogamique une famille
de mucédinées extrêmement nombreuse : c'est la
famille des *Botrytis*.

Parmi les membres de cette famille, beaucoup
vivent comme les mucédinées vulgaires en sapro-
phytes simples. D'autres sont parasites des végétaux,
comme le *B. cinerea* qui cause la maladie des cé-
réales connue sous le nom de « la toile ». D'autres
vivent en parasites internes des animaux inférieurs
comme le *B. Bassiana* qui cause la muscardine du ver
à soie, ou le *B. tenella*, qui cause une maladie analogue de la larve du hanneton. D'autres s'adressent
aux animaux plus élevés, mais ils ne sont plus que
des parasites externes des animaux supérieurs et de
l'homme : Ce sont les *Trichophytons*. Ceux-ci même,
sont encore d'espèces nombreuses, pour la plupart
spécialisées à des espèces animales distinctes : cheval,
chat, veau, chien, poule, etc. D'autres paraissent
spéciaux à l'enfant. Ce sont eux qui causent la ton-

dante trichophytique. Les espèces animales contrac-
tées par l'homme lui donnent la *T. pilaire* de la barbe,
elles peuvent aussi vivre sur l'enfant.

Sur l'espèce humaine ces parasites ont quatre
sièges : l'épiderme, le cheveu, le poil et l'ongle, tous
éléments d'origine ectodermique.

Les lésions qu'ils causent varient avec l'espèce
trichophytique causale, mais varient bien plus encore
avec le siège où l'inoculation s'est produite (raison
d'ordre purement anatomique). C'est le cercle d'herpès circiné de la peau glabre, la tondante trichophytique, la trichophytie pilaire de la barbe, l'onychomycose. Et ces lésions diffèrent d'évolution et de
durée toujours et surtout à cause de la forme de l'organe où ils se sont implantés, et en raison de la difficulté qu'on éprouve à les atteindre.

Les maladies diverses, résumées sous le seul nom
de Trichophytie, méritent d'être étudiées ensemble
parce que leurs parasites, souvent différents, sont
cependant de la même famille botanique.

Pour la raison inverse, la tondante à petites spores,
dont le parasite causal appartient à *une autre famille
botanique*, qui est d'ailleurs une maladie distincte
par ses symptômes et ses mœurs, mérite d'en être
séparée au même titre que le *favus*, que nous étudierons plus loin.

CHAPITRE VII

TRAITEMENT DES TEIGNES TONDANTES

CHAPITRE VII

DU TRAITEMENT DES TEIGNES TONDANTES

§ I. *A.* **Considérations générales.** — Les parasiticides les
plus divers ne donnent que des résultats négatifs dans le
traitement des teignes tondantes. Pourquoi leur action
est insuffisante. Conditions anatomiques qui dominent le
traitement des teignes. — Comment la teigne se guérit.
Brève durée des teignes tondantes chez les enfants dont les
cheveux repoussent vite. Application de ce fait au traitement.

Quand on considère attentivement les symptômes
et les lésions des teignes tondantes, un seul point :
la lenteur de leur évolution, semble inexplicable.
En effet, voici des parasites ne présentant aux
agents physiques et chimiques qu'une résistance
médiocre. Ils existent en partie au-dessus du niveau
de la peau, à l'air libre, — en partie dans la racine
du poil. Mais cette racine est un élément épidermique, par conséquent on peut penser qu'elle est
superficielle ; comment se fait-il qu'en opérant une

désinfection énergique de tout le cuir chevelu, on
n'obtienne pas la mort du parasite, et avec elle la
guérison de la maladie ?

Lorsque la médecine, avec beaucoup de lenteur
du reste et une mauvaise grâce restée historique,
s'est rattachée peu à peu à la conception parasitaire
des teignes, on a pu croire que, désormais, la notion
du parasite amenant comme conséquence l'emploi
des parasiticides, ces maladies allaient perdre de
leur longue durée. La transformation du traitement
de la gale par Bazin et ses résultats admirables
semblaient faire prévoir pour les teignes une révo-
lution analogue.

Il n'en fut rien, et, depuis quarante ans, les essais
multipliés, sans cesse renouvelés, des antiseptiques
les plus divers n'ont donné à peu près aucun résultat
dans le traitement des teignes tondantes.

Qu'on lise à ce sujet, dans l'ouvrage excellent
de M. le Dr Henri Martin [1], l'énumération rétrospec-
tive des traitements essayés. Leur nomenclature
seule y occupe plusieurs pages. On eût pu en faire
un volume ! Aucun n'a donné de résultats décisifs,
capables d'entraîner la conviction. On peut parcourir
aujourd'hui les services spéciaux de teigneux, on

---

1. *Les difficultés du traitement des teignes tondantes* (Steinheil
éditeur, 1894).

verra dans chacun appliquer des traitements tout
différents, d'ailleurs tous aussi médiocres dans leurs
résultats. Pourquoi cela?

Une expérience très simple et facile à faire, une
expérience que nous conseillerons à tout débutant,
montrera jusqu'à l'évidence le pourquoi unique de
ces insuccès.

Prenons une de ces solutions colorées, employées
par la bactériologie à cause de leur extrême pouvoir
de diffusion et de pénétration ; prenons par exemple
la liqueur de fuchsine phéniquée de Ziehl, si communément usitée pour la coloration du bacille tuber-
leux [1]. Avec un pinceau dur, faisons sur une plaque
de teigne une friction énergique avec cette liqueur
et laissons sécher sur place. Le lendemain, cherchons
par l'épilation d'un des cheveux colorés à quelle
profondeur le liquide a pénétré dans le follicule
pilaire. Si nous épilons très lentement ce cheveu,
au lieu de le casser à l'orifice, nous parviendrons à
extraire une portion plus ou moins longue de sa
partie radiculaire. *Et nous verrons que le cheveu ne*

---

1. Fuchsine : 1 gr.
    Alcool à 90° : 10 gr. (Faire dissoudre.)

    Ajouter :
    Eau phéniquée à 5 p. 100 : 100 grammes.
    (Filtrer.)

s'est pas coloré à plus d'un millimètre de profondeur.
Telle est la profondeur de pénétration du médicament parasiticide quel qu'il soit.

Épilons maintenant quelques cheveux sains de la même tête, ils montreront la profondeur normale d'implantation du cheveu de l'enfant. *Sa racine est à* *4, 5 et même 6 millimètres de profondeur dans la peau.*

La conclusion de cette expérience est la suivante : les parasiticides sont sans action sur le cheveu teigneux, parce qu'il est teigneux jusqu'à sa base, et qu'aucun médicament externe, quel qu'il soit, ne peut pénétrer dans la peau à plus d'un millimètre de profondeur.

Une foule de considérants pourraient appuyer cette preuve. L'examen histologique d'une coupe de cuir chevelu (fig. 15) montre que le poil s'insère au fond d'un infundibulum épidermique si profond qu'il dépasse l'épiderme, le derme, et même la couche des glandes sudoripares sous le derme. La racine du poil, contenue dans son puits épidermique, est entourée par les éléments de l'hypoderme, par le pannicule adipeux sous-cutané.

L'adossement du poil aux couches épidermiques folliculaires qui l'emboîtent est absolu. L'interstice microscopique situé entre le cheveu et l'épiderme est absolument bouché par le sébum.

L'épilation du cheveu n'est pas possible puisqu'il se casse. Elle seule pourrait... un instant, laisser libre le puits pilaire qui n'a d'ailleurs que le diamètre du cheveu, c'est-à-dire un huitième à un cinquième de millimètre de diamètre et dont l'orifice est comblé presque aussitôt après l'épilation par la seule élasticité des cellules de bordure.

Enfin donnons une preuve dernière de l'imperméabilité du cheveu à tout agent extérieur : tandis que le cuir chevelu est normalement couvert de microbes, la racine du cheveu sain, normal, est stérile.

Telle est la raison, la raison unique, de l'impuissance du traitement externe des tondantes. Tous les parasiticides seraient suffisants pour tuer leur champignon causal, mais aucun médicament quelconque ne peut l'atteindre.

Évidemment, on pourrait user d'agents caustiques qui par destruction des tissus se fraient un chemin vers la profondeur. Mais le chlorure de zinc, le chlorure d'antimoine ou l'huile de croton qui détruiraient le parasite et le cheveu, détruiraient aussi la papille qui le régénère. Or la maladie disparaît spontanément sans alopécie, le médecin n'est donc pas en droit de la terminer par une cicatrice...

Ces choses ont été maintes fois répétées; elles sont

maintenant unanimement acceptées, je n'y insisterai
pas davantage.

Examinons donc, quand les tondantes parviennent
à leur période de guérison, de quels phénomènes
accessoires leur disparition s'accompagne. Nous trouverons là peut-être de précieuses indications pour le
traitement à instituer.

D'abord, une remarque générale :

Toutes les fois que, sur une plaque de tondante en
cours de traitement, vous voyez apparaître comme
un duvet, de nombreux follets de repousse (analogues
à ceux qui couvrent d'abord la plaque de *pelade* en
régression), vous pouvez annoncer sûrement que la
maladie est sur son déclin, et quand même il existe
encore parmi ces follets de nombreux cheveux gros
et cassants, teigneux, leur disparition sera désormais
assez prompte.

Il y a donc pratiquement une coïncidence entre
l'éviction définitive du parasite et la repousse de follets nombreux sur la plaque de tondante.

D'autre part, dans un petit nombre de cas, on observe, dès le début d'un traitement, une rapidité
extrême dans la repousse des cheveux sains, hors
de la plaque de teigne; dès lors, on pourra également affirmer que la teigne sera relativement de
courte durée.

Si, par exemple, sur la bordure d'épilation dont on a serti les plaques malades, on voit réapparaître les cheveux *sains*, épilés, au bout de quinze à dix-huit jours (tandis qu'ils mettent d'ordinaire trente jours à reparaître à fleur de peau), on peut annoncer sûrement, quelle que soit la nature de la tondante, qu'elle ne résistera pas très longtemps à un traitement bien dirigé.

Il y a ici un fait à rapprocher du précédent :

1° Quand l'activité spontanée du système pilaire est considérable, — (2e fait) ;

2° Ou quand un traitement irritatif l'a réveillée, — (1er fait).

La guérison de la tondante est plus facilement obtenue.

Tels sont les faits d'observation qui peuvent, dans une certaine mesure, guider le pronostic des tondantes, et aussi leur traitement, par l'imitation des faits naturels.

Nous pouvons résumer ainsi ce que la pratique de l'antisepsie externe dans la thérapeutique des tondantes et l'examen des plaques de tondantes pendant leur guérison nous ont appris. Tout leur traitement s'ensuivra.

1° L'antisepsie externe, à quelque parasiticide que l'on s'adresse, est illusoire, en ce qui concerne le traitement des teignes tondantes, parce qu'aucun médicament n'est assez diffusible pour atteindre le cheveu dans toute la hauteur de sa racine.

2° L'action utile des médicaments employés, antiseptiques ou autres, semble se borner au résultat suivant :

Par l'irritation permanente de l'épiderme, ils stimulent l'activité du système pilaire. Quand les follets de repousse apparaissent en grand nombre, les cheveux malades sont progressivement éliminés.

B. — **Préparation d'une teigne tondante au traitement.** — Prophylaxie des parties du cuir chevelu réputées saines. Reconnaissance et délimitation des plaques de tondante. Recherche des points accessoires. La bordure d'épilation. Reconnaissance des points de réinoculation *tricophytique* où le poil n'est pas encore envahi. Badigeonnage du cuir chevelu total à la teinture d'iode.

Il est tout à fait exceptionnel de rencontrer une tondante, même une tondante à petites spores ayant envahi la totalité du cuir chevelu. La première indication thérapeutique est donc de limiter la maladie aux régions envahies déjà, et de préserver les parties saines par une prophylaxie bien comprise. C'est cette première indication du traitement qui nous occupera tout d'abord.

Il est une remarque que l'on pourrait presque considérer dans ce sujet comme un axiome. Comme le
plus souvent le médecin doit pratiquer consécutivement l'examen et le traitement de plusieurs enfants
teigneux, il est de règle presque invariable qu'il lais-
sera passer inaperçus un certain nombre de points
d'inoculation secondaire que les examens subséquents
révéleront. Mais de ce seul fait on peut conclure à la
nécessité de la prophylaxie locale, à la nécessité
d'une antisepsie externe rigoureuse de la totalité du
cuir chevelu, si l'on veut prévenir même l'accroissement de ces points de teigne ignorés, qui resteront
peut être une ou deux semaines sans traitement
autre que celui-là.

Prenons donc pour constituer notre traitement le
cas présenté par une tête de teigneux, pris au hasard
parmi vingt autres.

Au milieu des cheveux, coupés à un demi-centimètre de la peau, nous remarquons une plaque couverte des cheveux malades que nous avons décrits si
souvent déjà.

Cette plaque observée, nous traçons son contour
avec un pinceau imbibé de la solution de fuchsine
phéniquée dont nous avons plus haut donné la formule.

Plus loin nous remarquons d'autres points plus

petits, ici une plaque de deux centimètres par
exemple; nous traçons de même son contour.

Ailleurs, de simples points que nous couvrons d'un
point plus large de couleur rouge. De cette façon,
en examinant le cuir chevelu par régions : vertex,
nuque, régions pariétales et temporales, nous avons
moins de chances de laisser inaperçues des lésions
minuscules.

A l'hôpital, où l'on peut avoir de suite un épileur,
on remet aussitôt entre ses mains l'enfant ainsi
préparé. Le rôle de l'épileur sera de tracer à la pince,
autour de chaque point marqué, une bordure
d'épilation d'un centimètre de largeur *autour de la
lésion. Cette bordure doit être faite aux dépens des
seuls cheveux sains.*

On remarquera que cette bordure d'un centimètre
de large doit être faite même autour des points
teigneux où l'on ne trouve que quelques cheveux
malades. La plaque ainsi agrandie aura dans ce cas
la dimension d'une pièce de cinq centimes. Toute
bordure moins large doit être considérée comme
insuffisante.

La douleur de l'épilation est extrêmement variable
suivant les sujets. Elle est toujours supportable
mais quelquefois très pénible. On la diminue beaucoup en appuyant un doigt de la main gauche sur

la peau, tout près du poil que l'on veut arracher.

Il faut savoir que la première épilation est de beaucoup la plus pénible et que les suivantes sont beaucoup moins douloureuses.

Je considère ce travail de l'épilation, préalable au traitement, comme *indispensable*. Son premier résultat est la limitation immédiate de la lésion. Elle offre un autre avantage, c'est que, dorénavant, on ne courra pas le risque d'oublier, dans le traitement actif des points malades, une tache même petite, quand elle aura été sertie d'une bordure indicatrice. Autrement, c'est quelquefois deux mois plus tard qu'on la retrouvera — après deux mois perdus pour le traitement.

Aussitôt après l'épilation, l'épileur lui-même doit passer la totalité du cuir chevelu de l'enfant à la teinture d'iode, en insistant principalement sur les plaques malades, mais sans laisser aucun point du cuir chevelu sans friction.

Si cette opération est faite par le médecin, ce que je conseille toujours, dans un certain nombre de cas (un tiers environ), il verra se dessiner sous le badigeon une série de cercles de diamètres divers, disséminés à travers le cuir chevelu sain, des cercles qui n'apparaissaient aucunement à l'œil nu.

Que s'est-il passé, que sont ces cercles?

Ce sont des inoculations récentes de teigne *trichophytique*. Le parasite détaché d'une plaque en activité est tombé sur un point de peau saine, il s'est infiltré dans l'épiderme. Sa croissance y a dessiné un cercle d'exfoliation invisible, et en ce moment même, il attaque les cheveux implantés sur cette région.

La teinture d'iode s'infiltre davantage en ces points où l'épiderme est soulevé. Elle marque donc d'une teinte plus foncée la région où l'épiderme est malade [1].

Voici donc un moyen précieux d'investigation qui vient à l'aide du premier examen presque toujours incomplet, je l'ai dit; et c'est là un moyen qui permet d'éteindre d'emblée souvent jusqu'à six et huit foyers d'inoculations secondaires. Ces inoculations sans cela n'eussent apparu que dix jours plus tard quand les cheveux, sains encore aujourd'hui, une fois envahis, seraient devenus cassants. C'est là un moyen de diagnostic permettant d'apprécier d'emblée le degré de diffusion des lésions. Il ne doit jamais être oublié. Appliqué opportunément, il peut mettre en garde

---

1. Pour bien voir ce que nous disons, il est indispensable, la friction une fois faite, de frotter énergiquement le cuir chevelu encore humide avec une compresse bien sèche. On enlève ainsi l'excès d'iode. Et les cercles deviennent, par comparaison avec la teinte de la peau saine, plus visibles.

contre un pronostic hâtif, trop bénin, montrer des quantités de lésions imminentes, et en diminuer de suite la gravité.

Dans un cas semblable, que le médecin s'arme de patience, et que, la pince à épiler à la main, il essaie successivement la résistance de tous les cheveux implantés sur la bordure des cercles que la teinture d'iode dessine. Il pourra voir :

1° Que sur les plus petites de ces taches, aucun cheveu n'est encore fragile ;

2° Que sur les plus grandes, un ou deux cheveux sur dix casseront déjà.

Et tous ces cheveux, examinés à l'œil nu, n'ont encore aucun des caractères d'un cheveu teigneux. Ils sont absolument sains d'aspect, et *rien* ne trahit encore leur envahissement. Cependant, ils cassent, et quand on les examine au microscope, les files régulières de spores qui les infiltrent montrent sans peine la raison de leur fragilité.

Je le répète, souvent ce badigeonnage de tout le cuir chevelu à la teinture d'iode ne montrera aucun cercle semblable. C'est que le nombre des inoculations est limité aux taches déjà visiblement teigneuses.

Mais dans d'autres cas, il démontrera l'existence de cercles invisibles, d'inoculation récente, et quelquefois sur ces points on trouvera déjà des cheveux cassants.

Dans ce cas, est-il utile de l'ajouter, on se comportera pour ces cercles comme pour les taches de tondante visiblement constituée, et une épilation immédiate de leur surface, en enlevant un grand nombre de cheveux déjà envahis, bien que résistant encore, donnera, au prix d'une douleur médiocre, plusieurs mois d'avance vers la guérison.

Après avoir ainsi examiné la conduite à tenir, lors du premier examen d'un enfant atteint de toute teigne tondante, et discuté la raison de chacune des règles à suivre, répétons en trois mots ce que nous venons d'exposer.

Un enfant étant reconnu teigneux :

1° Il faut lui faire couper les cheveux aux ciseaux, à quatre ou cinq millimètres de longueur;

2° Ensuite, on entourera chacune des plaques malades d'un large liséré de couleur destiné à montrer à l'épileur les bordures d'épilation à pratiquer;

3° Après cela, on passera la tête entière de l'enfant à la teinture d'iode. Si ce badigeonnage ne montre aucun cercle inaperçu, on réalise ainsi une prophylaxie parfaite des parties saines;

4° Si ce badigeonnage démontre l'existence de taches de teigne en formation, on fera épiler toutes ces surfaces et leur bordure, comme s'il s'agissait de plaques teigneuses entièrement constituées.

A partir de ce moment, l'enfant sera *en cours de traitement*. Examinons ce que sera désormais le traitement actif de chaque tondante, et aussi quelles seront les précautions de prophylaxie locale à continuer pendant toute la durée de ces traitements.

§ II. **Traitement de la tondante à petites spores.** — Le rasage fréquent des lésions suivi de badigeonnages à la teinture d'iode semble un traitement plus rapide que tout autre. Le pansement humide iodé peut être appliqué sans inconvénient pour les tondantes très étendues ou généralisées.

Pour donner aux cheveux plus de force, et une plus grande rapidité de croissance, il n'existe aucun moyen connu, plus efficace que la rasure *au rasoir, répétée fréquemment*. Prouver le mode intime de l'action de ce moyen est chose difficile. La rasure agit-elle par l'irritation légère du tégument, donnant à l'épiderme une cause réitérée de renouvellement? Agit-elle seulement sur le poil, en recoupant incessamment sa pointe? Je ne le sais; mais ce qui est certain, c'est qu'un poil fréquemment rasé grossit, et pousse plus vite, et que la rasure fréquente d'une région y fait apparaître, à l'état de poils visibles, une multitude de follets invisibles jusque-là.

Or, nous l'avons dit, quand une plaque de teigne tondante montre des follets nombreux, on peut affirmer qu'elle est en voie active de guérison.

C'est pourquoi la rasure fréquente qui hâte l'apparition des follets et leur transformation en poils adultes, nous paraît un mode de traitement excellent des plaques de teigne. Et ceci n'est pas une vue de l'esprit, mais le résultat d'une pratique longuement mise en œuvre sur des centaines de teigneux.

Mais comme, ici, la rasure est effectuée sur une région criblée de germes de contagion qu'elle peut inoculer, elle oblige rigoureusement à la désinfection *immédiate* de la région rasée. Tout rasage d'une tête de teigneux doit être *immédiatement* suivi d'un badigeonnage de teinture d'iode.

On comprend maintenant, mieux encore que tout à l'heure, pourquoi est nécessaire une large bordure d'épilation encerclant les plaques de teigne. Elle permet au rasoir de passer sur la plaque malade sans risquer d'atteindre aucune partie saine.

Les rasures suivies d'application de teinture d'iode peuvent se répéter trois fois par semaine. Une fois par semaine, on fera couper aux ciseaux les cheveux de toute la tête et pratiquer une nouvelle application *totale de teinture d'iode sur le cuir chevelu.*

Ce traitement réellement efficace est l'un des moins difficiles à pratiquer. Très rapidement, les malades de la clientèle de ville s'y accoutument. Le plus difficile à obtenir d'eux, c'est une régularité « militaire » dans chacun des actes auxquels il oblige. Il faut marquer à chaque jour son emploi, indiquer l'heure même où chaque chose doit être faite pour être sûr d'être obéi. Ceci n'est point du reste une minutie ridicule, car les applications de teinture d'iode faites le soir sont beaucoup moins visibles le lendemain. Et il ne faut pas oublier que, parmi toutes les conséquences des teignes au point de vue social, les répugnances que l'enfant malade soulève autour de lui sont pour lui une peine profonde, dès qu'il a l'âge de raison.

En terminant ce paragraphe, je condenserai sous la forme d'une ordonnance les diverses prescriptions que je viens d'étudier.

PRÉPARATION AU TRAITEMENT

1° Faire couper les cheveux courts (aux ciseaux) ;

2° Faire pratiquer de larges bordures d'épilation autour de chaque point malade.

La coupe de cheveux doit être renouvelée toutes les semaines et l'épilation chaque mois.

TRAITEMENT

Trois fois par semaine, chaque fois à deux jours d'intervalle, on rasera au rasoir les points malades.

Aussitôt après chaque rasure, on fera sur toutes les régions rasées une application de teinture d'iode (trois fois par semaine). L une de ces applications doit être faite sur tout le cuir chevelu.

Suivant la gravité du cas, l'enfant doit être ramené au médecin ou bien chaque semaine, ou tous les quinze jours seulement.

Tel est, à notre avis, le meilleur traitement de la teigne tondante à petite spore dans l'immense majorité des cas.

Nous envisagerons cependant quelques cas graves où un traitement plus difficile, mais plus rapide, doit être employé.

On peut rencontrer, et non pas seulement dans la classe pauvre, des cas de tondante à petites spores dans lesquels les parties malades du cuir chevelu sont plus étendues que les parties saines.

Voici, dans ce cas, le traitement dont j'ai retiré le bénéfice le plus évident : je l'établirai sous la forme d'une ordonnance, comme j'ai fait pour les précédents :

1° Trois fois par semaine, pratiquer au rasoir la rasure totale du cuir chevelu;

2° Tous les jours, faire sur la tête un pansement

humide avec un matelas d'ouate hydrophile imprégné de la solution suivante (et étanchée) :

Eau distillée. . . . . 500 gr.
Glycérine. . . . . 500 gr.
Iodure de potassium. . . . à saturation.
Iode métallique. . . . . . 8-12 gr.

On recouvre ce pansement humide d'une *calotte* de caoutchouc, ayant la forme et la dimension nécessaire pour appuyer exactement le pansement sur la tête, en tous ses points ;

3° Tous les matins, on relève le pansement, on nettoie la calotte à l'eau tiède, puis froide. On rince le cuir chevelu avec une eau légèrement savonneuse et on le sèche avec une friction alcoolique. (De deux jours l'un, on pratique la rasure au rasoir.) Puis le pansement est aussitôt réappliqué.

L'intoxication iodique, que semble pouvoir amener de tels traitements, ne se montre jamais que sous sa forme légère : coryza, larmoiement, etc. ; nous avons observé 2 cas de surdité passagère et incomplète par oblitération de la trompe d'Eustache. Tous ces phénomènes ne s'observent que pendant la première semaine. La tolérance s'établit ensuite promptement.

L'iode se retrouve dans les urines, dès les premières heures qui suivent les applications iodées.

Mais nous n'avons *jamais* observé l'albuminurie iodique mentionnée par quelques auteurs.

Il est évident que les enfants soumis au traitement, doivent être surveillés au point de vue de l'élimination rénale. Toutefois une pratique de plusieurs années, comprenant des centaines de cas, nous permet d'affirmer l'innocuité de ces traitements.

§ III. **Traitement de la teigne tondante trichophytique.** — *A*. Généralités. Rôle tout-puissant de l'inflammation dans la guérison de cette teigne. Exemples spontanés de ce rôle. Explication du rôle de l'inflammation dans l'expulsion du parasite. Les trichophyties spontanément suppurées justifient cette règle. Elle est absolue. Règle générale du traitement qui doit s'ensuivre.

Quand on suit minutieusement le processus de guérison spontanée de la tondante trichophytique, on peut s'assurer qu'elle a lieu par une série de phénomènes tout à fait particuliers.

Examinons ces phénomènes naturels, et nous en tirerons des indications de traitement.

J'ai dit que dans la tondante trichophytique les points d'attaque du cuir chevelu n'affectaient pas la forme de larges plaques de contours réguliers, mais au contraire la forme de très nombreux points distincts d'inoculation comprenant chacun quelques cheveux.

Dans certains cas, qui sont, il est vrai, très exceptionnels, on peut observer, dès les premières semaines d'un traitement quelconque, que chacun des poils malades présente son orifice pilaire marqué d'une *ponctuation rouge*. Bientôt ce caractère peut être remarqué sur tous les cheveux de tous les placards d'une même tête. Et, si l'on suit la marche·des lésions dans ce cas, on observera qu'elles suivent une marche *atrophique*.

Dans chaque placard, les cheveux malades les plus excentriques disparaissent peu à peu, les lésions suivent d'elles-mêmes et d'emblée une marche régressive. Peu à peu, les plaques malades perdent leurs cheveux teigneux, sans pour cela se couvrir aussitôt de follets neufs. Elles semblent alopéciques, et ce n'est que bien des semaines après la disparition des lésions que les cheveux nouveaux les recouvriront.

Si un tel cas se présente dans une collection d'enfants atteints de la même tondante, on sera surpris de voir la guérison de cet enfant devancer de très longs mois la guérison des autres. En quoi consiste donc ce processus accidentel de guérison spontanée rapide?

L'étude bactériologique donne la raison de ces faits. Dans les follicules malades, des microbes de suppuration se sont inoculés par surcroît. Or, il existe un véritable antagonisme entre les staphylocoques banals et les trichophytons vulgaires de l'enfant. Et la guérison spontanée survient par un véritable processus de concurrence vitale entre les deux parasites, et dont l'enfant teigneux reste le bénéficiaire.

Ce fait peut être généralisé complètement et se formuler ainsi :

Toute inflammation péripilaire lutte efficacement contre la trichophytie du cheveu.

Il y a des trichophyties d'origine animale qui sont, nous l'avons dit, *spontanément* suppurées. Leur évolution *spontanée* est brève et leur guérison *spontanée* rapide. C'est que le processus d'inflammation a pour résultat l'éviction du cheveu malade. C'est une épilation automatique.

L'examen, multiplié sur des faits semblables, permet d'arriver à une règle générale de traitement car ce que la nature fait seule quelquefois, nous pouvons le reproduire : *Le traitement des trichophyties pilaires doit susciter l'inflammation du follicule qui expulsera de vive force le poil malade.*

Mais, objectera-t-on, les trichophyties suppurées, si elles évoluent plus vite que les autres, se terminent par cicatrice. Copier artificiellement leur processus, c'est vouloir aboutir à leurs résultats, qui est de créer une alopécie définitive. Et ne savons-nous pas que la trichophytie pilaire de l'enfant guérissant sans laisser de traces, nous ne sommes pas en droit de faire moins bien qu'elle, et de guérir au prix d'une cicatrice que l'évolution de la maladie ne ferait pas.

Il est facile de répondre à cette objection en montrant que, dans notre premier exemple, l'inflammation péripilaire chasse le poil malade sans folliculite *suppurée*, sans tuer la papille qui reproduira le poil disparu, et que le traitement doit copier précisément cette forme et non pas les folliculites *suppurées* trichophytiques qui, seules, aboutissent à une cicatrice alopécique.

Le traitement que nous allons exposer est connu depuis longtemps. Il est basé sur l'emploi de l'huile de croton et fut préconisé par Ladreit de Lacharrière. Mais comme l'huile de croton est un médicament d'une activité extrême, son usage non réglementé a amené maintes fois, entre des mains inexpérimentées, des suppurations abondantes ou des cicatrices difformes.

Il s'en est suivi, en France du moins, un discrédit presque général, et les plus hautes autorités médicales l'ont proscrit pour des méfaits où le peu d'adresse de l'opérateur aurait dû seul être mis en cause.

Réglementer l'emploi de ce médicament est chose nécessaire, mais le proscrire est un tort. Son emploi peut donner des résultats plus rapides et plus complets que *tout* autre moyen. On peut dire sans erreur que c'est là le seul médicament dont l'action ait sur les trichophyties la valeur d'un spécifique.

Proscrire un médicament, parce que son emploi est difficile, paraît singulier quand on songe à l'emploi courant de médicaments tels que la colchicine, l'aconitine, etc., alors qu'une impéritie médicale est avec eux presque infailliblement suivie de mort.

Le danger de l'huile de croton, à tout prendre, est médiocre et rigoureusement nul entre des mains expertes. Il me semble que ce sont là raisons suffisantes pour revenir à son emploi, aucun traitement quelconque de la trichophytie, au point de vue de l'efficacité, ne lui étant comparable.

B. — *Traitement de la teigne trichophytique vulgaire de l'enfant.*

Ce traitement consiste à provoquer artificiellement, au moyen de l'huile de croton, une dermite profonde, sans aller jamais jusqu'à la suppuration. Ce traitement n'est pas spécifique. Ses résultats sont rapides et parfaits.

Pour la teigne *trichophytique,* la mise en traitement du cuir chevelu est exactement la même que pour la *tondante à petites spores*. Les différentes manœuvres que nous avons préconisées sont, en effet, des précautions nécessaires de prophylaxie locale, rien de plus.

Limiter chaque lésion par une bordure d'épilation, badigeonner complètement un cuir chevelu de teinture d'iode pour détruire toutes les végétations parasitaires incluses dans l'épiderme, ce sont là des précautions semblablement rationnelles pour l'une et l'autre tondantes. Elles sont suivies des mêmes effets. Nous recommanderons un même travail dans la mise en traitement de la teigne *faveuse*.

Comme dans la tondante *à petites spores* aussi, dans la tondante *trichophytique*, ce sont des précautions à renouveler fréquemment : la bordure d'épilation est à réparer chaque mois, le badigeon général de teinture d'iode à repasser chaque semaine.

Reste le traitement même des points de tondante trichophytique par l'emploi de l'huile de croton. Étant donnés les incidents auxquels ce traitement peut donner lieu, on ne s'étonnera pas de nous voir traiter la question avec tous détails.

Dans le traitement de la trichophytie par l'huile de croton, deux faits doivent être constamment présents à l'esprit du médecin :

1° Le premier, c'est qu'une application trop forte

du médicament entraînera *infailliblement* une suppuration abondante et ultérieurement une cicatrice *alopécique et chéloïdienne;*

2° Le second, c'est qu'il n'y a pas le moindre avantage, au point de vue du temps gagné, à se servir d'applications immodérées d'huile de croton. Non seulement elles causeraient des lésions irrémédiables, mais elles les causeraient sans aucun bénéfice de temps dans la guérison.

On peut se servir d'huile de croton pure ou dédoublée, et l'étendre au pinceau. On se sert avec plus d'avantage de crayons solides, mitigés, d'huile de croton, avec lesquels on est plus sûr de la quantité déposée par le frottement sur le cuir chevelu.

Ces crayons mitigés, dont plusieurs bonnes marques existent dans le commerce, sont faits de beurre de cacao, de cire vierge et d'huile de croton. On peut les titrer diversement, mais il n'y a pas d'avantage à se servir de crayons plus faibles que ceux dans lesquels l'huile de croton est diluée au *tiers.* D'excellents crayons contiennent *moitié* huile de croton, *moitié* excipients. Je conseillerai toujours au médecin de se servir de crayons de la même marque, pour bien connaître d'avance le résultat de l'application qu'il en fait.

Ceci dit, et les plaques de tondante trichophytique

étant supposées épilées en surface et en bordure, voici comment il faut opérer.

Sur toute l'étendue de la plaque, on fait une large application du crayon (mitigé à la moitié, je suppose); puis, prenant un linge sec et dur, on essuie la totalité du médicament que l'on a appliqué.

La peau est criblée d'orifices pilaires qui font autant de dépressions minuscules, même en essuyant *en apparence tout* le médicament que l'on vient de mettre. Il restera dans ces anfractuosités assez d'huile pour qu'en trois ou quatre jours la plaque tout entière ait pris l'aspect des dermites profondes, avec un empâtement doublant l'épaisseur du pli de la peau, mais sans vésiculation et sans suppuration folliculaire. C'est là le point qu'il faut atteindre et *qu'il ne faut pas dépasser.*

S'il se produit une phlycténulation légère, on couvrira la région d'un cataplasme de fécule de pomme de terre arrosé d'alcool camphré. En quelques heures, l'irritation superficielle tombera.

Au bout de cinq jours environ, l'irritation profonde sera en voie de régression; on fera une épilation de tous les points malades que la pince pourra enlever, et, après elle, une application locale de teinture d'iode.

Après dix jours environ, la plaque malade aura

repris son aspect normal; une nouvelle application semblable d'huile de croton sera pratiquée, et ainsi de suite.

Or il arrivera, après trois ou quatre semaines environ, que les orifices pilaires, excessivement dilatés et infundibuliformes, contiendront un poil dont la partie aérienne sera en apparence quadruplée de volume; c'est que les déchets épithéliaux de l'orifice folliculaire ont adhéré au poil et lui ont donné la forme renflée d'une tête de clou. Quand on épilera lentement le poil ainsi déformé, on observera que l'épilation amène au dehors une partie considérable de sa racine; quelquefois même le poil est épilé en entier, emportant avec lui l'épithélium folliculaire sous la forme d'une gaine grasse transparente.

Sous l'influence de ce traitement, après des attouchements réitérés du crayon, *toujours suivis, d'ailleurs, d'une friction avec le linge sec*, on verra les lésions prendre un aspect tout différent de leur aspect primitif.

La peau, d'une friction à l'autre, reste épaissie, et un pessimiste pourrait croire, tant la lésion reste glabre, que l'alopécie cicatricielle qu'on doit éviter est survenue. Qu'il ne la craigne pas, s'il est resté dans les limites du traitement que nous venons d'exposer. La peau a pris cet aspect urticarien connu sous le nom de peau d'orange et qui plus exactement ressemble à la peau d'une mandarine. Quand on la regarde à la loupe, on peut y voir déjà un très grand nombre de follets grêles couvrant l'ancienne plaque malade, et la surface jadis couverte de poils teigneux n'en présente plus que de petits groupes épars, très réduits de nombre.

Pour chacun d'eux, la manœuvre déjà faite sera reprise, et on arrivera progressivement, en très peu de mois, à l'extinction totale des lésions.

Ajoutons une dernière remarque importante que j'ai déjà faite ailleurs et que le médecin ne doit pas oublier :

Souvent j'ai vu traiter laborieusement les plaques maîtresses de trichophytie et négliger le traitement des points restreints d'inoculation secondaire. Le médecin espère ainsi voir disparaître ces points minimes sous l'influence de la seule prophylaxie locale à la teinture d'iode, dans le temps que prendra la guérison des lésions plus larges.

C'est là un très faux calcul. La torpidité des points isolés de trichophytie, quand on s'en tient aux applications superficielles de teinture d'iode, est incroyable. Ces points où il n'existe que trois ou quatre cheveux malades pourront durer sur place deux ans, trois ans et davantage.

Dès le début du traitement, il faut soigner aussi rigoureusement ces points épars que les grandes plaques, et, malgré tout, quelques-uns pourront encore survivre à la disparition des plaques mères.

Tel est le traitement le plus rapide que je connaisse des teignes tondantes *trichophytiques* banales. Tout autre traitement d'ailleurs peut enregistrer des guérisons. Quelques-uns même sont fort bons : les traitements à l'acide pyroligneux, par exemple, ou les traitements à la chrysarobine. Bien maniés, ils sont efficaces. Mais je n'ai jamais vu qu'ils atteignent à la rapidité que leurs auteurs leur ont attribuée ; je n'ai même jamais pu tirer d'eux les résultats réellement brillants que l'huile de croton permet d'obtenir.

Dans ces conditions je ne m'attarderai pas à décrire leur emploi et les divers manuels opératoires qu'on a proposés pour hâter leur action. J'ai dit déjà que la seule énumération des traitements proposés pour les tondantes pourrait remplir un volume; cette étude serait déplacée dans un manuel comme celui-ci.

Est-ce à dire que je considère l'huile de croton comme un spécifique des teignes tondantes?

Nullement. L'action de l'huile de croton est une action de mortification cellulaire très proche de celle des escharotiques banals, et d'une extrême intensité. L'exfoliation épidermique qu'elle produit s'étend jusqu'à la profondeur des follicules pilaires, en raison de la disposition anatomique même de la région. Mais à cela se borne son effet. Il n'y a nullement là une action spécifique du médicament sur le parasite lui-même. L'éviction du poil malade est produite par la mue épithéliale du follicule, et le médicament n'agit sur le parasite qu'en chassant le cheveu qui est son réceptacle.

On pourrait donc se servir, et on s'est servi de l'huile de croton dans le traitement de toutes les tondantes indistinctement. Mais les résultats que ce traitement fournit dans la tondante à petites spores ne sont pas meilleurs que ceux qu'on obtient par le traitement spécial étudié plus haut. L'usage de l'huile de croton étant d'ailleurs plus difficile et plus dangereux, nous conservons pour cette tondante l'usage des rasures fréquentes suivies de badigeonnages de teinture d'iode.

§ IV. **Traitement de la période terminale des teignes tondantes.** — Nécessité d'une intervention active sur les derniers cheveux malades. L'électrolyse, la galvano-caustique; *destruction* des derniers cheveux teigneux par l'huile de croton.

Quelque traitement que l'on ait employé au cours d'une tondante, il arrive un moment où il n'existe plus sur une tête redevenue saine que quelques poils malades isolés. Les plaques anciennes se sont peu à peu morcelées en plaques plus petites, puis chacune d'elles ne garde en son centre que deux ou trois cheveux parasités. Quelle conduite le médecin doit-il tenir dans ce cas?

Il y a des médecins qui, parvenus à cette période, estiment que la contagion n'est guère plus possible et donnent libéralement avant terme un certificat scolaire de guérison. S'ils savaient ce que la situation sanitaire de Paris est devenue au point de vue de la teigne, par les négligences médicales de ce genre, ils n'agiraient pas ainsi.

Il est quelquefois vrai de dire qu'une teigne arrivée à ce point de régression disparaîtra progressivement toute seule. Mais ce serait une grosse erreur de croire qu'il en est toujours ainsi. Souvent ces quelques cheveux encore malades deviennent en peu de semaines le centre de lésions nouvelles et par la faute du médecin le petit malade perdra en deux mois le bénéfice de toute une année de traitement.

Un médecin ne doit abandonner à lui-même un teigneux ancien qu'après avoir acquis, fût-ce au prix d'une longue quarantaine, la certitude absolue de la guérison *définitive* de l'enfant. Dans aucun cas, par conséquent, il ne doit déclarer guéri, ou même cesser de traiter un teigneux, ne gardât-il sur son cuir chevelu qu'un poil malade.

Mais dans un cas semblable le médecin est largement autorisé à terminer brusquement cette période interminable de la guérison apparente en détruisant radicalement les quelques poils rebelles qui pourraient à eux seuls faire interdire encore pendant six mois, à un enfant, l'école et la vie commune.

Qu'est-ce, en effet, qu'une cicatrice minuscule sur le cuir chevelu d'une fillette? Il n'est pas d'enfant qui n'ait déjà quelques semblables points imperceptibles d'alopécie cicatricielle résultant d'un impétigo antérieur ou de traumatismes.

Le médecin aura le choix entre l'électrolyse, la galvano-caustique et la destruction par l'huile de croton.

Le premier moyen applicable dans la clientèle de ville où l'on dispose d'un temps suffisant pour chaque malade ne l'est plus quand il s'agit d'un dispensaire ou d'une école de teigneux.

Le manuel opératoire serait celui-là même qui a été réglementé par mon excellent maître et ami L. Brocq, pour la destruction des poils disgracieux du visage chez la femme.

On se sert d'une pile à courants continus — d'un courant de 4 à 5 milliampères environ — l'électrode positive étant une aiguille isolée, sauf sa pointe, et conduite jusqu'au follicule pilaire. La papille est détruite en quelques secondes, et le poil épilé entier de suite, ou éliminé en quelques jours.

Pratiquement la galvano-caustique est plus rapide et plus sûre. On peut faire construire des pointes aiguës de galvano-cautère, fines comme une aiguille et avec lesquelles il est facile d'un coup de détruire *un seul cheveu* jusqu'à sa racine. La cicatrice produite est quasi imperceptible.

Enfin on peut se servir encore de l'huile de croton dans ce but et voici le mode opératoire à employer. On prend une aiguille fine ou mieux un équarrissoir d'horloger, aiguille souple à pans coupés que l'on épointe avant de s'en servir. On la frotte sur un crayon d'huile de croton et on la porte avec un léger mouvement de rotation dans l'orifice pilaire contenant le poil rebelle.

Le mouvement de rotation entre deux doigts fait descendre l'aiguille dans le follicule sans qu'on ait à l'enfoncer. Et comme son extrémité épointée est mousse, elle suit le puits folliculaire sans traverser ses parois. Chemin faisant elle insinue une trace d'huile caustique dans le follicule.

En huit jours l'eschare folliculaire sera faite et le poil sera épilé. Cette eschare est plus grosse et plus visible que les précédentes. Mais après quelques semaines, la cicatrice est devenue presque aussi petite que celle qui suit la destruction galvanique du poil.

Tels sont les moyens « chirurgicaux » auxquels recourra tout médecin désireux d'abréger autant que possible la période terminale des teignes tondantes, dont la durée spontanée est indéfinie.

Mais l'exposé même du but cherché indique assez que ces moyens ne doivent pas être employés trop tôt. La règle absolue, dont il faut ne se départir sous aucun prétexte, reste la même. Il ne faut pas créer de cicatrices alopéciques visibles; et ces procédés, même les moins destructeurs, doivent être réservés aux cas où la cicatrice produite objectivement sera négligeable.

§ V. **Diagnostic de la guérison. Certificat de guérison.**
— Impossibilité absolue pour le médecin de discerner le moment exact de la guérison parfaite d'une teigne tondante. Nécessité d'un isolement sans traitement des enfants réputés guéris. Nécessité de certificats scolaires provisoires précédant d'un et deux mois le certificat scolaire définitif.

Nous arrivons enfin après de longs mois de traitement à la guérison définitive de la tondante. C'est la période cliniquement la plus difficile à connaître et à apprécier.

Les difficultés que présente cette période existent pour toutes les teignes tondantes, mais nulle n'en présente d'aussi aiguës que la tondante trichophytique vraie, pour déterminer le moment même de sa guérison absolue et la date à laquelle sera donné le certificat scolaire.

Il faut de toute nécessité à la période terminale des tondantes, et plus généralement de toutes les teignes, garder plusieurs semaines isolés les enfants réputés guéris, les garder *sans traitement* et ne les renvoyer avec un certificat de guérison, qu'après ce stage probatoire.

Dans la clientèle de ville, le nombre des enfants que traite un médecin n'est jamais tel qu'il ne sache exactement pour chacun le point d'évolution de lésions qu'il examine méthodiquement chaque semaine.

Dans une école spéciale de teigneux comprenant jusqu'à cent enfants, il lui est impossible de se re-mémorer aussi parfaitement l'état des lésions de chacun d'eux. Aussi doit-il les ranger par catégories, par numéros, et à chacune de ses visites la catégorie qu'il examinera d'abord sera celle des enfants les moins malades.

Quand un enfant ne lui montrera plus aucun cheveu teigneux, l'enfant sera catégorisé, je sup-pose, dans le groupe n° 1. Quand il aura passé quatre semaines dans ce groupe sans plus montrer un seul cheveu malade, il sera *réputé guéri* et transféré au local d'isolement.

Là, séparé dorénavant des enfants malades, il pas-sera six semaines sans aucun traitement, étant exa-miné chaque semaine et renvoyé aux contagieux si le moindre cheveu teigneux se montre sur une plaque réputée saine.

Après six semaines d'isolement, c'est-à-dire après *dix semaines d'observations sans lésion visible*, le médecin est autorisé à lui donner son *exeat*.

Mais il prescrira sévèrement à l'enfant de se re-présenter à l'examen médical un mois plus tard — à jour fixe, — et mentionnera sur le certificat *provi-soire* de guérison que ce certificat sera échangé après quatre semaines, s'il y a lieu, contre un certificat *définitif*.

Tel est le seul mode d'observation réellement sérieux, donnant la garantie de l'extinction de la teigne, et la sécurité aux écoles.

Tout certificat de guérison définitif donné d'emblée après un seul examen médical est une erreur professionnelle. Il a au moins une chance sur deux d'être donné à tort, quelle que soit la valeur scientifique de la signature dont il soit revêtu.

Ce luxe de précautions pourra paraître inutile à bien des médecins. C'est qu'ils sont mal informés.

Tant qu'on n'appliquera pas aux enfants teigneux en guérison le système des certificats scolaires provisoires et les examens médicaux répétés à longs intervalles, on aura des surprises malheureuses et des récidives fréquentes.

Du jour, au contraire, où le système des certificats provisoires et des examens répétés sera appliqué en toute rigueur, les récidives disparaîtront et le médecin donnera des certificats valables.

Après quatre ans d'une pratique rigoureusement quotidienne du sujet, je suis tous les jours plus assuré qu'aucun apprentissage, aucune pratique ne suppléera aux huit ou dix semaines d'attente nécessaire avant la délivrance d'un certificat de guérison des teignes tondantes et que, sans cette attente, tout médecin, le plus expert, peut se tromper, et se trompera très souvent.

Or le dommage que cause un faux certificat scolaire peut être en propres termes incalculable. Nous avons vu des contagions par douzaines suivre une erreur médicale de ce genre. Nous pourrions citer (car un teigneux dans les écoles se suit aisément à la trace); nous pourrions citer, dis-je, le nom même des enfants réputés guéris qui ont semé ces épidémies nouvelles, et les écoles où elles se sont déclarées.

Et nous savons ce que coûte en dommages matériel et moral une épidémie de teigne tondante...

Pour résumer ce que nous venons d'exposer nous dirons :

Les teignes tondantes en guérison, arrivées à leur période ultime, peuvent absolument ne plus se trahir par aucun symptôme visible, si petit qu'il soit.

Dans ces conditions, il est de nécessité absolue de cesser le traitement des enfants réputés guéris, et de les isoler des contagieux pendant dix semaines environ pour savoir si en un point des lésions anciennes quelque germe ne demeure pas encore vivant.

Après ce laps de temps d'observation on pourra

délivrer à un enfant un certificat scolaire *provisoire* qu'il échangera après un mois d'attente et un nouvel examen contre un certificat scolaire *définitif*.

Je n'hésite pas à ajouter ceci, qui est une preuve nouvelle de l'utilité de ces mesures :

Si un médecin d'une école de teigneux commence à appliquer ce régime d'observation aux enfants qu'autrefois il renvoyait avec un certificat, il verra que *le plus grand nombre* de ceux qu'il répute guéris sont encore malades. Et il observera encore ceci : que des enfants classés guéris — et comme tels isolés, depuis six semaines — retourneront aux contagieux *non seulement une première fois* mais souvent deux et trois fois de suite pendant plusieurs mois.

C'est là une preuve bien facile et bien claire des erreurs couramment faites sur ce sujet.

En l'absence des mesures préventives que nous avons exposées, ces erreurs sont immanquables.

§ VI. **Des statistiques de guérison concernant les teignes.** — Les statistiques produites sur ce sujet n'ont aucune valeur. Il n'y en a pas encore de vraies et il y en a eu de volontairement erronées.

Vous qui avez charge d'un hôpital ou d'un dispensaire d'enfants teigneux, voulez-vous avoir une statistique de guérison flatteuse pour vous ou pour le traitement que vous avez imaginé ?

D'abord, prenez en traitement un certain nombre d'enfants qui ne sont pas teigneux. Ensuite prenez des teigneux déjà en voie de guérison spontanée.

Puis, renvoyez tous les enfants qui à un examen superficiel paraissent guéris; au besoin trouvez un prétexte pour renvoyer ceux qui ne guérissent pas.

Enfin comptez comme guéris tous ceux qui, ayant passé quelques jours dans l'établissement dont vous avez charge, n'y reviennent plus.

Dans ces conditions vous aurez une admirable statistique de guérison. Les meilleures statistiques que l'on connaisse n'ont pas été obtenues autrement.

Avant tout il faut prendre les statistiques pour ce qu'elles valent. Elles ne tiennent aucun compte des faits particuliers puisqu'elles ne donnent qu'un total brut. Elles accouplent le plus souvent des cas en tout dissemblables. Enfin, laissant dans l'ombre des facteurs d'une importance énorme, elles se prêtent, au gré de celui qui les fait, à toute conclusion quelconque.

Ce sont des armes ridicules en fait d'appréciation thérapeutique, car n'ayant de force que par *un chiffre* qui leur donne une apparence de rigueur expérimentale, elles appuient de l'importance de ce chiffre

« la simple opinion » de celui qui l'a signée. Une statistique de guérison par un traitement n'a que la valeur scientifique de la signature dont elle est revêtue.

Encore cette valeur est-elle diminuée par ce fait que l'inventeur est souvent aveugle de bonne foi, comme un père devant les défauts de son enfant.

Prenons une statistique de guérison de la teigne, examinons les observations qui l'accompagnent, — quand ces observations ont été prises, ce qui est rare, — que verrons-nous ?

Nous verrons d'abord des enfants qui comptent comme cas de guérison sur la statistique et qui ont fait un séjour de 12, 15, 25, 28 jours à l'hôpital.

A quel dermatologiste fera-t-on croire que ces enfants ont été guéris *de la teigne,* alors que la seule preuve de leur guérison demande un mois, puisque le cheveu épilé en totalité demande ordinairement ce temps pour reparaître à fleur de peau?

Examinons les observations de ces cas-là, nous verrons ou bien que les enfants ont été retirés par leurs parents *avant guérison;* mais alors pourquoi figurent-ils comme guéris ?

Ou bien qu'ils avaient, lors de leur entrée, des poux et de l'impétigo, dont on les a débarrassés en quelques jours ? Ils sont partis guéris, c'est vrai, mais non pas guéris *de la teigne*.

Ce sont ces cas qui ont fait jadis la célébrité des frères Mahon... les traditions se perpétuent !

Continuons le dépouillement des observations de ce genre et nous verrons que les enfants, qui sont portés guéris le plus vite, avaient leur teigne depuis plus d'un an et plus de trois ans, et même plus de quatre ans. Cependant on juge le dernier traitement, *curateur* (?), parce que la guérison spontanée est survenue pendant son emploi.

Étant donné que la teigne disparaît à la longue spontanément, peut-on trouver que de telles observations appuient beaucoup une statistique ?

Examinons les choses de plus près encore, nous verrons les mêmes noms d'enfants répétés quatre et cinq fois. L'enfant qu'on jugeait superficiellement guéri a été congédié. La teigne a reparu, il a été remis en traitement, guéri de la même façon. Ainsi de suite. Mais chaque fois, il a donc figuré comme guéri ?

Ne pourrait-on pas dans ces conditions préconiser contre une affection quelconque le traitement le plus irrationnel et l'appuyer des chiffres les plus probants ; si comme nous le disions tout à l'heure, un chiffre *nu* pouvait prouver quelque chose.

Laissons de côté toutes ces causes d'erreur qui peuvent faire d'une statistique médicale une œuvre extra-médicale de haute fantaisie et voyons de quels éléments une statistique sincère de guérison de la teigne doit tenir compte.

D'abord elle ne doit comprendre que des teigneux. Et ceci ne paraîtra pas un simple *truisme* à ceux qui ont quelque peu d'accointance avec les teignes.

Quand on accepte dans une école spéciale des enfants comme étant teigneux, le plus souvent le diagnostic n'est point microscopiquement vérifié.

« M. Beclère prenant la direction de l'École des teigneux de Saint-Louis au mois d'avril 1894 a constaté *qu'un treizième* des enfants en traitement n'avaient pas la teigne, ce qui paraît singulier à notre époque. » (H. Martin, *loc. cit.*)

La première condition pour établir une statistique de guérison est donc de prouver qu'on a soigné « des enfants teigneux ». Nous ajouterions volontiers qu'ils ne devraient être admis au traitement *parmi des contagieux*, qu'après la preuve microscopique de leur maladie.

Ensuite il est impossible de classer sous la seule rubrique de TEIGNE, des maladies aussi différentes des mœurs cliniques que la pelade, le favus et les tondantes.

Bien plus, pour les tondantes mêmes, la distinction entre la tondante *trichophytique* et la tondante *à petites spores* n'a *jamais* été faite dans les statistiques. Il faut la faire.

L'âge de la maladie a également une importance capitale. Si l'inoculation est toute récente, il est d'observation banale dans la clientèle de ville que la guérison est rapide avec un traitement anti-parasitaire quelconque, mais appliqué avec rigueur.

Si au contraire il s'agit d'une tondante sur son déclin, le traitement en aura pareillement raison assez vite.

Entre ces deux extrêmes, se placent les cas graves, ceux où une incurie de plusieurs mois a laissé la teigne envahir des aires immenses. Et ces cas-là ne guériront vite par aucun traitement.

L'âge du malade est également important : à 13 ou 14 ans il est rare de trouver une tondante *à petites spores* qui soit rebelle.

Enfin il y a des différences individuelles de réaction au traitement. Si une bordure d'épilation laisse au bout de trois semaines réapparaître les cheveux sains épilés, on peut être sûr que la guérison viendra vite, *parce que la croissance spontanée des cheveux est rapide.* Mais c'est là un cas particulier. S'il figure dans une statistique de guérison préconisant un certain traitement, que fera-t-il autre chose, dans cette statistique, que fausser son résultat?

Enfin tout médecin connaît cette cause d'erreur qu'on nomme la *série clinique*. Le hasard faisant passer en peu de jours sous les yeux du même observateur un grand nombre de cas rares, s'il généralise alors les bons résultats obtenus pendant une série semblable, il érige l'exception en règle.

Après avoir pesé toutes ces causes d'erreur et s'être pénétré de leur importance, que le médecin essaie s'il le veut, pour contrôler la valeur d'un mode de traitement quelconque, de dresser une statistique de guérison des teignes. Après une attente de plusieurs années, il y renoncera, craignant d'être dupe ou de duper.

§ VII. — **Traitement des tondantes anomales et des onychomycoses trichophytiques.** — C'est le degré d'inflammation folliculaire spontanée qui doit diriger le traitement des tondantes trichophytiques. Si l'inflammation est excessive, on la calme. Si elle est moyenne, on l'entretient. Si elle manque, on la provoque.

Traitement des onychomycoses. Traitement lent. Traitement chirurgical. Traitement médical rapide.

A. — *Traitement des tondantes anomales.*

En décrivant les tondantes trichophytiques nous avons indiqué en quelques lignes certaines tondantes anomales, différant par plusieurs caractères de la tondante trichophytique vulgaire. Ce sont des trichophyties dues à l'inoculation fortuite au cuir chevelu de l'enfant de trichophytons d'origine animale. De même nous avons décrit avec l'étude symptomatique des trichophyties de la barbe les différentes formes cliniques auxquelles donne lieu l'inoculation des mêmes trichophytons animaux en ce point. Nous réunirons ici les quelques indications spéciales que comportent ces affections. D'une part, parce que les tondantes trichophytiques anomales de l'enfant et les tondantes de la barbe de l'homme relèvent des mêmes parasites, ensuite parce qu'elles revêtent les mêmes caractères et donnent lieu aux mêmes indications de traitement. Ces indications sont des plus simples, elles dérivent très exactement de l'allure clinique même de ces maladies, allures qui sont plus ou moins vivement inflammatoires, comme nous l'avons dit.

Nous avons vu que le véritable facteur de la guérison dans les trichophyties était l'inflammation folliculaire. Et nous savons aussi que quand cette inflammation va jusqu'à la suppuration folliculaire, l'existence ultérieure du poil est compromise ou même condamnée. La marche à suivre dans le traitement sera donc guidée par le degré même de l'in-

flammation folliculaire. Si elle est trop vive, on fera
tout pour l'éteindre ; si elle n'existe pas on fera tout
pour la faire naître ; si elle est moyenne on se contentera de la respecter.

Dans la forme que nous avons décrite sous le nom
de *Kérion de Celse*, le degré d'inflammation va jusqu'à
ce point que la lésion puisse être confondue avec un
anthrax. Aussi, quoi qu'on fasse, elle aboutira à une
cicatrice plus ou moins alopécique et sur la nuque
au moins, très souvent kéloïdienne.

Le traitement dans ce cas est l'épilation immédiate de la lésion et de la bordure saine de la lésion,
épilation qui empêchera l'extension de l'envahissement. Aussitôt après, on fera une forte application
de teinture d'iode, *mais on recouvrira immédiatement tout le placard d'un cataplasme de fécule de
pomme de terre* arrosé d'alcool camphré. Ce pansement sera renouvelé deux fois par jour au moins, et
l'application d'iode tous les trois jours seulement ;
le tout pendant deux semaines. Mais tous les jours,
sur la bordure épilée et saine de la région, on pourra
faire une application de teinture d'iode dans un but
de prophylaxie locale.

Ce que nous avons dit à l'instant — que la première chose nécessaire était d'éteindre l'inflamma-
mation, — est si vrai que l'on obtient la guérison de

cette lésion presque aussi vite sans la toucher aucument de teinture d'iode, et par les seuls cataplasmes de fécule. La lésion marche d'elle-même vers son extinction.

Les premières applications émollientes détergent la surface du kérion ; les débris cellulaires qui obstruent les orifices pilaires sont éliminés et laissent à leur place des cryptes considérables témoignant de l'intensité du processus de mortification.

La guérison superficielle est obtenue en quelques semaines. Il reste alors dans l'épaisseur de la peau un disque induré, dont la couleur superficielle est violette. On continuera le traitement par deux ou trois badigeons de teinture d'iode, et l'application permanente d'un sparadrap à l'oxyde de zinc.

La guérison survient d'ordinaire en un mois et demi, deux mois au plus. C'est là le type d'une trichophytie véritablement « autophage », la lésion expulsant par le processus inflammatoire le parasite qui la cause.

C'est là aussi un processus que l'application immodérée de l'huile de croton pourrait copier rigoureusement, dans le traitement des tondantes vulgaires, mais qu'il faut éviter à tout prix d'imiter, parce qu'il aboutit à la cicatrice alopécique.

Entre ce type du kérion et la trichophytie sèche

à évolution torpide qui est la tondante vulgaire, existent cliniquement tous les intermédiaires possibles.

Certaines formes montrent sur le placard trichophytique une pustulette minime à l'orifice pilaire de chaque cheveu ou de chaque poil. Ici la suppuration est toute superficielle, et comme le travail inflammatoire ne s'étend pas jusqu'à la profondeur du follicule, la guérison surviendra sans alopécie. On se contentera de déterger la surface malade, en alternant, si besoin est, les cataplasmes et les applications d'iode Mais le plus souvent, en quelques jours, le processus suppuratif disparaît et l'évolution de la trichophytie devient torpide. On pourra le réveiller par des applications extrêmement modiques du crayon à l'huile de croton...

Enfin il existe des trichophyties qui relèvent pourtant de parasites animaux (ce que la situation du trichophyton hors du poil et la culture prouvent sans peine) et qui cependant sont aussi peu inflammatoires et par conséquent d'une marche aussi lente que les trichophyties tondantes banales de l'enfant. Elles seront dans ce cas justiciables du même traitement. Le crayon à l'huile de croton interviendra pour provoquer la dermite profonde; les émollients pour la calmer. Et quand l'irritation provoquée tombera, en attendant de nouveaux attouchements au crayon, les applications iodées rempliront les intervalles du traitement. *C'est là une véritable balance;* comme ces traitements ne sont aucunement des traitements *spécifiques*, et que leur action se borne à provoquer, à soutenir ou à éteindre des processus physiologiques, on se basera uniquement sur les caractères objectifs révélant l'état inflammatoire curateur pour agir soit dans un sens, soit dans l'autre, avec le topique irritant ou avec les émollients, jusqu'à l'expulsion finale du parasite.

Et sauf dans le cas où cette expulsion a été brutale d'emblée, du fait même de la lésion (*kérion de Celse*) si les applications médicamenteuses sont habiles, la trichophytie guérira invariablement *sans laisser de cicatrice* et dans le plus court délai possible.

B. — *Traitement des onychomycoses.*

L'ongle, malgré les apparences, est le plus souvent envahi par le trichophyton dans sa totalité. Ce fait et l'impénétrabilité de l'ongle expliquent la durée indéfinie de l'onychomycose trychophytique.

Trois procédés peuvent être mis en usage pour guérir cette affection. L'un est lent mais pratique et le plus souvent préféré par les malades, les deux autres qui emploient l'avulsion médicale ou chirur-

gicale de l'ongle sont beaucoup plus rapides et plus
efficaces, mais ils entraînent une impotence fonctionnelle de quelques jours, et de plus ils sont douloureux.

1° *Procédé lent.* — Il consiste en un limage pro-
gressif des parties malades de l'ongle, décapage
suivi d'applications médicamenteuses.

Le décapage de l'ongle peut être fait par le médecin ; mais comme il doit être renouvelé très souvent,
le médecin doit en apprendre au malade le manuel
opératoire.

Il existe dans le commerce, usités par les ouvriers
sculpteurs, les outils de beaucoup les plus commodes
pour le décapage de l'ongle. Ce sont des fragments
de pierre ponce taillés à la meule en forme d'olives,
ou en pointes et montés sur un manche de bois ; il
en faut des deux modèles, car l'ongle est percé de
cavités nombreuses que l'instrument doit fouiller.

Pour le dos de l'ongle, la forme en olive peut servir, elle use très bien une surface plane.

Pour les cavités, c'est la forme pointue qu'on uti-
lise et par un mouvement de rotation du manche
tenu entre les doigts on arrive facilement jusqu'aux
couches sensibles de l'ongle.

La sensibilité des parties profondes de l'ongle est
l'une des raisons qui font que, dans cette besogne, le

patient est plus adroit que le médecin lui-même. L'opération doit se faire au bain, l'ongle est ramolli alors en raison de ses qualités hygrométriques et le décapage en est rendu bien plus facile.

L'opération terminée, on applique sur l'ongle une couche de vaseline iodée au $\frac{1}{30}$ et même au $\frac{1}{15}$. On la fait pénétrer par massage, on entoure l'extrémité du doigt d'une bande de *lint* fin et on enveloppe ce pansement d'un doigtier de caoutchouc.

Le décapage de l'ongle doit être renouvelé au moins deux fois par semaine et le pansement tous les jours, à la toilette du matin.

Progressivement on arrive à faire disparaître l'ongle presque tout entier, il ne reste que sa table interne.

Ce traitement doit être continué plusieurs mois.

On parvient à la guérison en général au bout de six mois. Il y a des guérisons bien plus rapides. Mais il y en a surtout de plus lentes. Néanmoins je n'ai pas vu la durée de l'affection, avec un traitement continu, se prolonger plus d'une année.

Les procédés rapides sont l'un chirurgical, l'autre médical.

2° *Procédé chirurgical.* — L'avulsion chirurgicale de l'ongle se fait après congélation de l'extrémité du doigt, congélation obtenue à l'aide de l'éther, du

chlorure de méthyle ou d'un mélange réfrigérant
(glace pilée et sel marin), dont on enveloppe un
instant le doigt.

La congélation obtenue on insinue, de force sous
l'ongle l'une des branches d'un ciseau droit, dans
la direction longitudinale de l'ongle, et on le fend
jusqu'à sa racine.

Puis en remplaçant la branche du ciseau par une
pince, on soulève et on arrache l'une après l'autre les
deux moitiés de l'ongle. On fait ensuite un pansement humide, au sublimé au $\frac{2}{1000}$ par exemple.

Tant que dure la congélation la douleur est nulle,
mais un instant après, quand la circulation se réta-
blit, la douleur devient extrêmement vive. Elle se
prolonge une demi-heure environ. L'impotence
fonctionnelle durera six jours.

Le troisième ou le quatrième jour, suivant la sensibilité du malade, on fera un fort badigeonnage de
teinture d'iode du lit de l'ongle et de la matrice
unguéale. Et le pansement, qui sera remplacé par
un flocon d'ouate imbibé de sublimé au $\frac{1}{2000}$ recouvert
d'un doigtier de caoutchouc, sera conservé dix jours
au moins.

Pour être assuré de la guérison, pendant toute
la durée de la repousse de l'ongle, le pansement
iodé décrit avec le procédé précédent sera continué.

En effet, on a vu les quelques débris parasitaires demeurés dans les replis latéraux de l'ongle suffire à reconstituer la trichophytie unguéale après l'ablation chirurgicale.

3° *Avulsion médicale de l'ongle.* — C'est le procédé de CELSO PELLIZARI. On applique sur toute la sertissure de l'ongle une forte couche de la pommade suivante :

> Huile d'olives. . . ⎫
> Acide pyrogallique ⎬ parties égales.

Ce pansement est renouvelé deux fois par jour.

Au bout de sept à huit jours, quelquefois au bout de douze à quinze jours seulement, on a déterminé *une tourniole*, un panaris du tour complet de l'ongle. On doit cesser l'usage de la pommade à l'acide pyrogallique, dès que l'ongle est devenu mobile. A ce moment l'aspect du doigt est fort effrayant.

On ouvre aux ciseaux la peau du pourtour de l'ongle qui recouvre un véritable lac de pus. A la base de l'ongle le repli qui recouvre la matrice est énormément épaissi et d'aspect fongueux. L'ongle est devenu noir par l'action du pyrogallol.

On pratique alors un pansement humide renouvelé chaque jour jusqu'à la chute de l'ongle qui survient quinze jours plus tard. La tourniole guérie et l'ongle tombé, on protège le doigt avec un doigtier de caoutchouc.

Il est inutile d'ajouter que le malade pendant tout le temps de l'application pyrogallique doit demeurer sous la surveillance du médecin, sous peine de s'exposer à perdre l'ongle définitivement. Cet accident est du reste très rare, en dépit de toute apparence.

Mais la description seule de ce procédé, basé sur la provocation d'un panaris artificiel, montre dans quels rares cas on doit y avoir recours. C'est quand la guérison rapide est pour le malade une nécessité professionnelle et que l'avulsion chirurgicale lui fait peur.

CHAPITRE VIII

PROPHYLAXIE DES TEIGNES TONDANTES

CHAPITRE VIII

PROPHYLAXIE DES TEIGNES TONDANTES

La prophylaxie de toute maladie contagieuse, comprend trois points :

1° Séparer les sujets malades et les sujets sains ;

2° Isoler les sujets malades ;

3° Désinfecter les locaux contaminés.

Mais les mœurs des teignes tondantes commandent une autre division de notre sujet et nous étudierons successivement la prophylaxie des teignes tondantes : 1° *dans la ville ;* 2° *dans l'école ;* 3° *dans la famille,* et 4° nous ferons de la *désinfection des locaux* un paragraphe terminal.

§ 1. **Prophylaxie dans la ville.** — Législation et réglementation de la teigne. Prévention des épidémies scolaires par la déclaration obligatoire du médecin. La déclaration serait suivie d'une inspection spéciale de l'école fréquentée par l'enfant malade. Cette législation rendrait *effectives* les inspections ordinaires des écoles. Isolement des enfants malades. Les pouvoirs publics doivent faciliter l'accession des enfants malades aux écoles spéciales de teigneux. Éducation spéciale des médecins-inspecteurs d'écoles, des instituteurs, etc.

Il n'y a aucun point de législation, de réglementation ou de coutume concernant la prophylaxie des teignes. A bien peser les choses cependant, l'hygiène publique est gravement intéressée par l'augmentation progressive du nombre des teigneux et il semble qu'il y ait matière à attirer l'attention des pouvoirs publics :

« Le préjudice causé aux familles qui ont confié un enfant bien portant à un établissement d'instruction, et auxquelles on rend un enfant teigneux, n'est que trop réel. La diffusion de l'épidémie, menace la population infantile tout entière, et l'intérêt général exige des mesures d'ordre public[1]. »

On pourra objecter à cela que bien d'autres maladies contagieuses plus graves, comme la scarlatine ou la diphtérie, pourraient entraîner de semblables responsabilités, étant donné qu'elles ont assez souvent l'école pour foyer. Mais on peut répondre à cette objection que l'explosion des épidémies de ce

---

1. HENRI MARTIN (*loc. cilat.*)

genre étant soudaine, elles laissent moins de temps à l'intervention ; et l'on pourrait répondre surtout que le législateur s'en est occupé et que *la déclaration médicale de ces maladies est obligatoire.*

C'est là précisément la réglementation que nous voudrions voir établir pour la teigne et qu'il importe de discuter.

Il est évident que même quand une épidémie grave de teigne se trouve constituée, on ne peut songer à faire intervenir l'action judiciaire contre l'instituteur ou le médecin. Qu'il y ait eu ou non « faute lourde », elle serait impossible à établir et ne pourrait reposer que sur le chiffre relatif des malades.

D'ailleurs, il répugne toujours, quand un malheur est arrivé, d'inquisitorier sur les fautes causales. Ce qu'il faudrait, c'est une législation prévenant les fautes et non pas une législation qui les punisse.

Supposons la déclaration des teignes obligatoire pour le médecin. La Préfecture reçoit l'avis médical qu'un enfant, *qui fréquente l'école communale de tel arrondissement, ou l'école libre de...*, est atteint d'une teigne tondante : le lendemain, un médecin spécial des épidémies passe l'inspection de cette école.

Or, *jamais un cas de teigne tondante n'est isolé ;* le médecin constate donc trois cas ou dix cas de teigne dans l'école ; les enfants malades sont renvoyés et l'école contaminée redevient saine.

Plus que pour toute autre maladie contagieuse, pour les teignes, le malade lui-même est presque le seul agent de la contagion. Par conséquent, la seule mesure prophylactique qui écarterait des enfants sains les enfants teigneux, sans désinfection aucune des locaux, atteindrait la teigne dans son mode presque unique de propagation et serait suivie à brève échéance de l'extrême diminution du chiffre actuel des teigneux.

On peut penser aussi qu'une surveillance suprême, émanant directement des pouvoirs publics, aurait pour résultat immédiat de rendre effectives les inspections réglementaires des écoles, qui dans la plupart des cas sont dérisoires. Et si ces inspections étaient faites, le nombre des teigneux ne serait pas ce qu'il est.

Cette réglementation serait bien facile à instituer. Elle ne léserait que l'incurie et l'insouciance. Mais elle appelle, comme compléments indispensables, les réformes que l'Assistance publique et le Conseil municipal sont en train d'apporter aux services de teigneux. Car si, aujourd'hui, commençait à fonctionner le service des déclarations de la teigne, ce n'est pas deux cents, c'est mille demandes inutiles que recevraient demain les hôpitaux ou les écoles de teigneux ; demandes de placement des enfants malades dans un service où ils puissent recevoir le traitement médical et l'école. Et les directeurs n'auraient, pour y répondre, que la ressource qu'ils ont aujourd'hui : ajouter ces noms derrière ceux des enfants, toujours en instance depuis de longs mois...

Les parents ne demandent qu'à faire soigner leurs enfants teigneux. Ici, le service des épidémies ne rencontrerait aucune de ces résistances aux désinfections imposées à propos des maladies contagieuses, — résistances d'ailleurs vaincues aujourd'hui.

Si demain les écoles des teigneux existaient, la plupart des parents y conduiraient d'eux-mêmes leurs enfants, *parce qu'ils ne pourraient les placer ailleurs.*

L'Assistance publique y ramènerait les dissidents comme avec un filet : les enfants ne pouvant ni aller à l'école, ni entrer à l'hôpital, ni être envoyés dans des maisons de convalescence, sans passer à une inspection préalable (inspection d'école, commission d'examen de l'Assistance), sans être drainés par elle vers les services de teigneux, ou les écoles de teigneux.

Ainsi donc, avec la déclaration médicale obligatoire des teignes, déclaration ayant pour effet une inspection spéciale de l'école fréquentée par l'enfant teigneux ;

Avec des écoles de teigneux plus nombreuses et moins centralisées que celles qui existent actuellement.

Même sans aucune mesure de désinfection des écoles contaminées, on arriverait sans grande peine à l'extinction progressive de ce fléau.

Nous avons dit comment l'Hôpital central des teigneux, qui sera construit, remplirait son but d'instruction médicale et faciliterait le recrutement meilleur des médecins-inspecteurs d'écoles.

Peut-être y aurait-il lieu d'instruire quelque peu les *instituteurs* eux-mêmes de ce que sont les teignes tondantes. De très courtes leçons pratiques y suffiraient et montreraient à ces hommes désireux de bien faire, l'extrême danger de ces affections, les moyens pratiques de les reconnaître, et surtout de les éviter.

Nous savons des chefs d'institution qui permettent à des teigneux *avérés* de suivre l'école.

Nous avons vu, par contre, des instituteurs aux prises avec une épidémie grave et instruits par elle, reconnaître des teignes tondantes au début, aussi bien que le médecin le plus instruit.

§ II. **Prophylaxie dans l'école.** — Les inspections mensuelles
de l'école. Surveillance de l'instituteur. Nécessité d'un certificat spécial pour l'admission d'un enfant nouveau. Surveillance spéciale de la coiffure. Les soins de propreté. Cas
où l'instituteur doit recourir au médecin.

Réglementairement toutes les écoles sont soumises
à des inspections médicales. Il y a des écoles où ces
inspections sont vraiment faites, c'est le petit nombre ; il y en a d'autres où elles ne sont faites aucunement, c'est la grande majorité.

Pour nulle maladie plus que pour les teignes, ces
inspections ne sont nécessaires, car la coqueluche
ou les fièvres éruptives, ou même les conjonctivites
épidémiques, s'annoncent d'elles-mêmes, en dehors
de l'inspection ; les teignes seules demandent à être
recherchées, car elles ne se trahissent par aucun
symptôme. Et cependant, même dans les inspections
les mieux faites, souvent le cuir chevelu ne reçoit
pas même un coup d'œil...

A côté de la surveillance médicale de l'école,
devrait exister celle de l'instituteur, et elle ne doit
pas être considérée comme négligeable, elle peut
être très effective. Sans parler de ces chefs d'institution dont l'expérience est venue d'un malheur, il
y en a qui tiennent rigoureusement la main aux

mesures d'hygiène et de propreté élémentaires suffisantes en bien des cas.

Dans l'école, *les changements de coiffure, et les jeux avec les coiffures doivent être interdits sévèrement et punis comme des fautes graves.*

Autant que possible, la coupe des cheveux doit être faite *hors de l'école*, à moins d'être excessivement surveillée. Car, dans l'état actuel des choses, le meilleur moyen de faire naître une épidémie, c'est de faire passer cent enfants pris au hasard, et non triés au préalable, tous successivement à la même tondeuse.

L'instituteur consciencieux ne doit pas se contenter de ces soins généraux et de ces précautions. Ayant toujours à l'esprit la possibilité de la contagion, il ne doit sous aucun prétexte *admettre un enfant nouveau dans son école, sans un certificat médical probant*, et si d'aventure, il remarque sur un cuir chevelu, une tache où les cheveux paraissent anormaux, il doit présenter l'enfant au médecin, sans délai.

Quoi de plus simple à reconnaître aussi, que le *cercle de trichophytie*, l'*herpès circiné* du visage ?

L'instituteur ne devrait-il pas être averti de ce symptôme si commun de la maladie pour prendre ses mesures aussitôt contre la contagion imminente ?...

§ III. **Prophylaxie dans la famille.** — La cohabitation d'enfants teigneux et sains dans la famille. Propriété des instruments de toilette, des coiffures. Hygiène de la chevelure. Préjugés à ce sujet.

Si la contagion des enfants par les teignes paraît fatale quand un teigneux est placé dans une collectivité nombreuse comme l'école, on doit penser ce qu'elle peut être dans la famille, où la promiscuité est encore plus grande. Et, de fait, il est infiniment rare de voir l'un des enfants d'une famille, être teigneux et le rester *seul*[1].

Cependant (et sans doute parce que les soins minutieux de prophylaxie peuvent être pris plus efficacement entre quelques enfants que pour un grand nombre), j'ai vu plusieurs exemples de soins maternels arrivant à préserver, durant de longs mois, deux enfants sains de la contagion par leur frère, sous le même toit. Mais combien il est plus fréquent de voir la contagion survenir en dépit de toute précaution !

La propriété des instruments de toilette est une chose nécessaire à tout âge. Et il est répugnant

---

1. Dans un tel cas les frictions répétées deux fois par semaine avec la teinture d'iode au 1/3 dont nous avons donné ailleurs la formule (voyez page 101) pourraient être utilisées avec profit pour sauvegarder des cuirs chevelus sains de toute contamination.

de voir que ce n'est pas partout une règle constante. Les éponges, les brosses et les peignes en
particulier doivent être distincts pour chaque enfant.

C'est un préjugé quasi religieux que celui qui
empêche les mères de nettoyer le cuir chevelu de
leur enfant. Même dans les classes riches, mais surtout chez les pauvres, le respect de cet enduit sor-
dide qui revêt le sommet de la tête chez les jeunes
enfants est absolu.

L'idée ne vient pas aux mères, que si elles ne
lavaient pas le reste du corps de leur enfant, il serait
partout aussi sale et qu'il ne s'en porterait pas mieux.

Tous ces préceptes d'un autre temps, sur la géné-
ration spontanée des poux, leur nécessité, sur le
bienfait de la gourme, sur le rôle protecteur de cette
crasse séborrhéique appelé « la calotte », toutes ces
absurdités doivent trouver le médecin impitoyable,
et je n'admets pas que, pour complaire à des mères
inintelligentes, le médecin consente à paraître aussi
borné qu'elles.

L'hygiène de la chevelure, surtout chez les pauvres, est une chose primordiale, à laquelle le médecin doit s'intéresser particulièrement. Même chez
les filles, très souvent il doit conseiller *les cheveux
ras*. C'est déjà de l'hygiène, quand on ne peut pas
faire davantage.

C'est la certitude d'éviter la pédiculose, cause la plus fréquente de l'*impétigo*, dans la classe populaire. Et dans ce milieu, l'impétigo, c'est la porte ouverte à toutes les misères de l'enfance : à la *blépharite*, à la *kératite phlycténulaire*, etc.

Combien ces misères seraient diminuées de nombre, si l'on pouvait obtenir pour chaque enfant une coupe de cheveux mensuelle, et un savonnage hebdomadaire !

§ IV. **Désinfection des locaux après une épidémie.** — Pourquoi elle est illusoire. Dans quels cas elle est nécessaire. Ce qu'il faut savoir avant de pratiquer une désinfection de locaux contaminés par des teigneux. Comment cette désinfection est suffisamment pratiquée.

Même parmi les médecins, il existe des traditions mensongères concernant la prophylaxie de la teigne. C'est un point que j'ai touché déjà, mais sur lequel il importe de revenir avant de traiter de la *désinfection des locaux contaminés*.

Il arrive très souvent, dans des hôpitaux, dans des établissements d'instruction publique, d'entendre le médecin ou le chef d'institution tenir le propos suivant :

« Il y a plus de vingt ans que se sont produits ici les premiers cas de teigne, mais comme la désinfection des locaux n'a jamais été suffisamment pratiquée, de temps à autre, nous en observons encore quelques cas. »

Pratiquement, on peut affirmer que ce propos contient une erreur grave. Les faits dont il s'agit sont toujours les mêmes, on peut donc, sans hésiter, les rectifier ainsi qu'il suit :

Il y a plus de vingt ans, un premier enfant du dehors est arrivé teigneux dans l'établissement.

Il a fait des contagions ; celles-ci en ont fait d'autres.

Et depuis vingt ans, les cas de teigne se sont succédé *sans interruption* dans la maison.

Mais un grand nombre de ces cas de contagion ont été méconnus. Par moment, on a cru l'endémie éteinte, parce qu'elle n'était pas constatée. On a dès lors pensé que les cas suivants étaient dus à la contamination *par les locaux infectés*.

En vérité, toutes les fois qu'un établissement a la réputation d'être sujet aux épidémies de teigne, même quand on le prétend purgé de ses teigneux, *il en garde et avec ceux-là il en refait d'autres*.

Théoriquement, la contamination des enfants par un immeuble reste possible; *pratiquement*, on retrouve toujours parmi les enfants réputés sains les teigneux qui ont entretenu l'endémie permanente.

J'ai vu incriminer les locaux, les boiseries, les planchers, et *jusqu'au sable des cours*, pour expliquer des cas répétés de teigne dans un établissement où il existait *plusieurs centaines de teigneux non reconnus*.

C'est dire à la fois pourquoi cette cause fausse de local contaminé est invoquée perpétuellement. C'est parce que, nous le savons, le diagnostic de la teigne tondante est difficile, hormis un petit nombre de cas évidents.

Pour terminer et résumer cette question préalable, je répète de nouveau : Toutes les fois (sans exception) que l'on a devant moi incriminé les locaux pour expliquer des épidémies réitérées de teigne, j'ai trouvé, sur-le-champ, plus de teigneux qu'il n'en fallait pour expliquer la permanence de l'endémie et ses recrudescences répétées.

Ceci n'est pas du tout une question de théorie pure, mais uniquement, au contraire, une question de pratique, qui domine tout ce chapitre de la désinfection des locaux.

Ce qu'il importe, pratiquement, n'est jamais et dans aucun cas la désinfection minutieuse des locaux où il s'est produit de la teigne, mais la revision longtemps répétée de tous les enfants qui les habitent, à l'effet d'en exclure peu à peu *tous* les teigneux, *jusqu'au dernier*.

Qu'on se livre ensuite à toutes les pratiques de la désinfection, je n'y contredis pas. Mais le triage préalable des enfants doit être fait auparavant. C'est là le seul point *difficile*, c'est la chose la plus *nécessaire,* et toujours la plus *négligée*.

Dans l'immense majorité des cas, à l'heure actuelle, toute désinfection des locaux, pour se garantir contre la teigne, est complètement illusoire. Qu'il s'agisse d'une école, d'un établissement hospitalier, ou de n'importe quel local affecté à des enfants, il y a désormais tant de teigneux dans Paris, et le diagnostic de la teigne au début est chose si difficile, que dans aucun cas on ne peut affirmer qu'on arrêtera à la porte *tout* enfant teigneux, et qu'on le reconnaîtra avant son entrée. Dans ces conditions la désinfection devrait être répétée trois ou quatre fois par an pour toutes les écoles pauvres et les services hospitaliers de Paris.

Ce qu'il faut, ce ne sont pas des désinfections répétées, ce sont des *examens médicaux répétés*, faits par des médecins compétents, et portant sur *tous* les enfants du groupe scolaire ou hospitalier dont il s'agit.

Mais enfin, dira-t-on, il y a des cas où une école contaminée est complètement licenciée, où la désinfection des locaux s'impose?

Elle s'impose, cela est vrai, mais toujours à cette

condition première qu'on prendra dans la suite assez de précautions — fussent-ce des précautions *quarantenaires* — pour ne pas réinfecter d'emblée des locaux nettoyés à très grands frais.

Supposons maintenant que ces précautions : examens préalables répétés des enfants qu'on va ramener dans ces locaux, quarantaines de plusieurs semaines, etc., puissent être prises, quand la question de la désinfection se pose-t-elle sérieusement?

Elle se pose quand on se trouve en présence d'une épidémie grave où la proportion de teigneux a atteint ou dépassé le chiffre des enfants bien portants. Et en effet, dans ces conditions, le nombre des germes dispersés est colossal ; on peut supposer, malgré la fragilité de ces germes, qu'il peut s'en trouver capables de reproduire la maladie même après plusieurs semaines.

Mais avec les mœurs de la teigne, la désinfection des immeubles se trouvant être presque toujours inutile, comme je l'ai dit, on ne peut guère la considérer que comme un moyen *moral;* on y aura donc recours surtout dans le but de montrer qu'on est instruit désormais de la gravité des épidémies de teigne, et qu'on veille à éviter leur retour. Dans ce cas la publicité d'une désinfection générale est plus utile que la désinfection elle-même.

Après ces préliminaires, voyons maintenant comment désinfecter des locaux contaminés?

Les germes des teignes tondantes sont fragiles, ils sont tués par une chaleur humide de 60°. Il semblerait dès lors que la pulvérisation de vapeur d'eau sur les murs soit suffisante; mais on sait avec quelle intensité la décompression subite de la vapeur dans un milieu ambiant froid abaisse instantanément sa température. La pulvérisation de vapeur d'eau risque donc d'être insuffisante et la pulvérisation de sublimé donnerait de meilleures garanties.

Le badigeonnage des plafonds et le nettoyage des murs à la potasse me sembleraient excellents, ne fût-ce que par leur seule action de lavage.

La question du nettoyage des planchers est certainement, de toutes les parties de la désinfection des locaux, la plus importante, et la seule sur laquelle j'insisterais avec rigueur. Car les enfants du premier âge, malgré tous les soins, sont à chaque instant par terre, ils peuvent y déposer et y reprendre le germe de la maladie. De plus, les planchers sont fatalement, avec leurs interstices, des réceptacles de poussières et de germes de toute nature.

Je préconiserais ici une mesure spéciale; les lavages à l'eau potassique sont excellents, mais on ne peut répondre qu'ils soient d'une sécurité absolue, l'imprégnation des planchers à l'huile de lin *bouil-lante* est certainement plus sûre. D'abord cette opé-ration se fait *sur place*, et la chaleur latente des huiles et leur pouvoir de pénétration sont considé-rables : l'huile s'infiltre extrêmement chaude dans toutes les fissures. Si cette opération est bien faite, je crois qu'elle présente les plus sérieuses garanties. En outre, l'huile fixe dans la profondeur toutes les poussières qui y ont pénétré et s'oppose très effica-cement à leur dissémination ultérieure.

Enfin le prix de revient de cette opération est peu élevé; elle ne nécessite pas d'ouvriers spéciaux.

S'il s'agit d'un carrelage, après un nettoyage à la potasse et un badigeonnage au sublimé, il sera prudent de le couvrir de même d'une couche de vernis siccatif.

C'est là, je le répète, la seule opération indispen-sable de désinfection des locaux largement conta-minés.

Une désinfection bien plus indispensable est celle des vêtements portés par les teigneux. Il suffit pour le prouver de montrer les innombrables inocu-lations de teigne qu'on trouve autour du cou des enfants, et principalement à la nuque, au cours des épidémies. Et il m'est arrivé maintes fois de recher-cher avec succès, sur le col d'un vêtement de laine, des squames et des cheveux infiltrés de parasites, provenant de la tête de l'enfant.

Dans une désinfection générale, c'est la désinfection des vêtements et des coiffures qui est la plus rigoureusement nécessaire. Celle des linges est moins utile, et on peut même trouver excessif de voir passer à l'étuve humide à 125° un parasite qui meurt infailliblement au-dessous de 80°. La simple ébullition, « le lessivage » est absolument suffisant. Il en serait de même des bérets et des lainages s'ils supportaient l'ébullition; mais l'ébullition les rétracte. On les immergera longuement, au moins quarante-huit heures, dans une solution froide de sublimé acide au 1/1000, avant de les laver à grande eau.

Étant donné ce que nous avons dit et répété que la cause des épidémies réitérées de teignes dans un établissement, c'est la présence *permanente* de teigneux, on comprend que le grand moyen de dissémination de la teigne, soit la coiffure des enfants. Sa désinfection doit donc être principalement surveillée, et même en l'absence d'épidémies, doit être renouvelée très souvent. C'est là une désinfection toujours utile, et mieux vaut la répéter trop souvent, même sans nécessité visible. Cela est d'une prophylaxie intelligente.

CHAPITRE IX

LA TEIGNE FAVEUSE

CHAPITRE IX

LA TEIGNE FAVEUSE

§ I. **Généralités sur le favus.** — Ses mœurs sont bien distinctes de celles des autres teignes. Il ne guérit jamais
spontanément. A Paris, cette teigne est rare aujourd'hui.
En d'autres contrées elle est plus fréquente que les teignes
tondantes.

Le Favus ou *teigne faveuse* est une mycose externe
de l'homme et de quelques animaux. Ses mœurs ont
forcément des points de ressemblance avec les mœurs
des autres teignes, puisque leur terrain naturel, le
tégument, est commun à chacune d'elles. Cependant,
à bien considérer la teigne faveuse, on peut dire que,
sauf ce point commun, tout dans ses mœurs, son
aspect clinique, son évolution, diffère de ce que nous
avons vu jusqu'ici.

Et en effet, au contraire des deux autres teignes,
le favus évolue aussi bien dans les cheveux de l'adulte

que dans ceux de l'enfant. De plus, il est caractérisé
par des surproductions de forme croûteuse toutes
spéciales, qui peuvent arriver à un énorme volume.
Enfin c'est là une maladie dont l'évolution *spontanée*
ne se termine jamais par la guérison.

A Paris cette maladie devient de plus en plus rare.
En ce moment on y observe à peine un cas de *favus*
contre trente cas de *tondante* et davantage.

Du reste l'épidémiologie du favus garde encore
pour nous des mystères, puisque la maladie décroît
nettement à Paris en un temps précisement où les
teignes tondantes augmentent de nombre. Pour expliquer le fait, on se contente de dire que le favus
est une maladie rurale. Cela est vrai, mais non absolument vrai, car, pour un tiers environ, les faviques de Paris ont contracté la maladie dans la ville
même (Bodin). La contagion par un cas antérieur de
la même maladie chez l'homme est sûrement le mode
étiologique de beaucoup le plus fréquent. Mais cette
contagion est difficile à retrouver le plus souvent,
parce que la lenteur du début de la maladie permet
d'en perdre la trace.

Quelques animaux, le chien, la souris notamment,
peuvent être contaminés de favus, et pourraient servir
de moyen actif de propagation de la maladie. Mais
les études les plus récentes (Sabrazès-Bodin) ont

montré que le favus du chien et celui de la souris
n'étaient pas celui de l'homme ; en sorte que la contagion de l'homme par les animaux reste difficile à
préciser, au moins quant à sa fréquence.

La promiscuité, la sordidité semble jouer un grand
rôle dans la contagion, puisque c'est une maladie
rigoureusement spéciale à la classe la plus pauvre.
Mais toutes ces causes réunies n'expliquent pas par
exemple que Lyon recrute plus de favus que de tondantes et que la Hollande où le favus est très commun
ne présente pour ainsi dire pas de *tondante à petites
spores* et de *trichophytie*. Nous l'avons dit déjà, les
causes de ces augments et de ces décroissances nous
échappent encore en grande partie.

§ II. **Étude symptomatique du favus du cuir chevelu.** —
La lésion élémentaire du favus est le *godet favique*. Description du godet et du *cheveu faviques*. Odeur des plaques de
favus. Marche indéfiniment extensive de cette maladie. Son
évolution terminale est cicatricielle. Extraordinaire développement de certains favus.

Pour faire du favus un tableau clinique facile à
comprendre, il faut de toute nécessité décrire sa
lésion fondamentale, élémentaire. C'est l'ensemble
de nombreuses lésions élémentaires semblables qui
donne à la maladie son aspect particulier. Cette lé-

sion est *péripilaire*, c'est-à-dire qu'elle est toujours centrée par un poil. Ce poil peut être un follet ou au contraire un cheveu adulte, la lésion reste la même.

Elle se présente d'abord comme un grain blanc, gros comme une tête d'épingle, enchâssé dans la peau et recouvert par l'épiderme. Si on perce cet épiderme, on arrive à vider comme un abcès une petite collection de liquide caséeux blanc : c'est cette collection que l'on apercevait par transparence. Laissé à lui-même, ce point blanc sous-épidermique grandit, et sa couleur devient d'un jaune pâle rappelant celle du soufre. Alors ce magma caséeux a pris une consistance rappelant celle du mastic. En l'examinant à la loupe, on peut voir nettement que cette production entoure le poil à son émergence comme une bague minuscule. L'épiderme la recouvre toujours d'une lame extrêmement mince, comme une couche de vernis translucide.

Après quelques semaines, cette surproduction, qui n'a pas cessé de grandir, atteint 3 millimètres de diamètre environ et elle a pris sa forme typique. C'est un anneau très net entourant le cheveu, un anneau légèrement excavé en son centre. On lui donne le nom de *godet favique*. La lame épidermique qui le recouvrait a disparu, et le doigt peut éprouver sa consistance, qui a encore augmenté. Le godet est devenu solide, l'ongle l'effrite comme de l'argile et sa cassure est d'un jaune soufre typique.

Pendant ce temps, si le poil qui le centre est un cheveu adulte, ce cheveu a pris lui-même un aspect très particulier que voici :

Dans un centimètre de hauteur environ à partir de son émergence il a perdu sa couleur propre pour prendre celle de l'étoupe ; il a perdu aussi son brillant. Malgré ces transformations il a gardé sa résistance ; la pince l'épile entier, et le plus souvent sa racine est englobée d'une gaine hyaline transparente, grasse, tachant le papier sur lequel on l'écrase. Ce cheveu est tout entier et porte à l'extrémité de sa racine son bulbe noir brillant, radiculaire.

Tel est exactement le godet favique, tel est le cheveu favique.

Mais la lésion non traitée ne s'arrête pas là : le godet grandit, grandit encore ; il peut atteindre après plusieurs mois la dimension d'une pièce de 50 centimes environ. Quand un large godet reste solitaire, il se forme nettement plusieurs godets inclus l'un dans l'autre, en forme de cercles concentriques, comme ces stries que produit dans l'eau la chute d'un caillou. On a vu des godets géants atteindre à bien peu près la dimension d'une pièce de 5 francs. Ce cas est rare : le plus souvent des godets accessoires

nés auprès du premier arrivent à coalescence avec
lui, et forment une masse rocheuse plus ou moins
saillante, mais dans ce cas toujours irrégulière.

La plaque favique primitive est formée de lésions
semblables, qui peuvent être chacune à des stades
différents. D'autre part, certains cheveux peuvent
être décolorés sans avoir de godet visible à leur
pied, en sorte que la lésion totale du favus n'a pas
un aspect uniforme : ici est un godet typique, là
plusieurs godets forment une croûte blanche, plâ-
treuse et irrégulière, ailleurs un cheveu est nettement malade, et cependant son orifice pilaire est seulement marqué d'un point rouge... A cette période
la plaque favique exhale une odeur distincte et qui
rappelle de très près l'*odeur propre à la souris*.

La marche extensive de cette maladie est ordinairement très lente mais continue. Souvent la lésion
semble immobile; en réalité elle progresse, mais ses
progrès sont imperceptibles d'une semaine à l'autre.
Il peut se produire des plaques de réinoculation nouvelle, mais elles sont rares.

A la longue, après des mois, l'aspect de la plaque
change. En son centre, les poils tombent un à un et
sont progressivement remplacés par une cicatrice
lisse et comme vernissée toujours irrégulière de contours. Cette cicatrice d'abord violette devient d'un

rose pâle et présente encore par bouquets isolés des
poils sains ou malades en petit nombre.

La lésion est devenue grande comme la main; à
son pourtour de nouveaux godets surgissent, en son
centre d'anciens godets disparaissent. Les cicatrices
centrales, irrégulières toujours, sont devenues des
îlots et des bandes serpigineuses qui découpent diversement la lésion.

Après des années la tête entière peut être envahie;
mais toujours, chose étrange, une lisière de cheveux
sains est respectée au bord du cuir chevelu : lisière
d'un centimètre de large environ, qui ne sera jamais
envahie.

La durée de cette maladie non traitée n'a d'autres
limites que la mort même du patient. J'ai vu dans
le service de mon vénéré maître M. E. Besnier, à
l'hôpital Saint-Louis, une femme de 84 ans portant
son favus toujours vivant, contracté jadis dans sa
première enfance.

Le cuir chevelu présentait l'aspect cicatriciel des
grandes brûlures. De rares cheveux respectés existaient encore çà et là sur le sommet de la tête. La
bordure circonférentielle demeurait intacte. Sur le
corps, de larges bandes et îlots de favus tégumentaire
étaient encore en activité, couvrant le cou et les
épaules...

Il faut bien le dire, de semblables lésions ne se voient plus, même dans les classes les plus humbles, que chez les *pauvres d'esprit*. Ou bien l'instabilité mentale de ces malheureux ne leur a jamais laissé achever le traitement vingt fois commencé, ou bien même ils n'ont jamais consulté ou encore ils croient à l'influence salutaire de cet « exutoire ».

Pour faire les croûtes rocheuses épaisses de plus de trois doigts que l'on voit sur certains malades (favus squarreux), il faut que l'évolution parasitaire soit respectée avec soin, le moindre frottement ou grattage suffisant à faire tomber des morceaux de croûtes.

§ III. **Favus cutané.** — Son évolution est identique à celle du favus du cuir chevelu. Godets. Son évolution cependant ne conduit pas à la cicatrice.

Dans la peau vague, et dite glabre parce que ses poils sont peu visibles, l'évolution du favus reste la même, avec cette seule différence qu'elle ne donne pas lieu à des cicatrices. Un premier godet se forme, exactement *enchâssé* dans la peau, puis un second, puis un troisième, conglomérés. La masse grandit, proémine et suit son développement lent et régulier sans rétrocéder jamais. On a pu voir des malheureux couverts de placards immenses revêtant des segments de membres entiers, où les croûtes mons-trueuses faisaient par places des saillies grosses comme le poing.

De telles lésions ne s'observent jamais dans les villes; ce qu'on voit ce sont des godets plus ou moins gros atteignant au plus le volume d'un haricot. Encore le favus tégumentaire est-il beaucoup plus rare que le favus du cuir chevelu et *ne s'observe-t-il pour ainsi dire jamais sans lui.*

Quand on débarrasse le patient de ses godets fa-viques, opération qui se pratique à la curette et qui est sans aucune douleur, on met à nu une surface d'apparence *ulcéreuse* profonde, parce que ses bords sont talués. Le tégument a l'air labouré. Le fond de cet ulcère est sanieux, grisâtre, de mauvais aspect. Ses bords sont comme taillés à l'emporte-pièce.

§ IV. **Le favus des ongles** ne produit pas de godets.
Ressemble à l'onychomycose trichophytique. Résumé.

Le favus des ongles est au moins aussi commun que le favus de la peau, et il peut s'observer sans favus tégumentaire et sans favus du cuir chevelu. L'ony-chomycose favique est, comme symptômes exté-rieurs, identique à la même lésion trichophytique. Je ne la décrirai pas de nouveau. A l'œil nu ces deux manifestations sont réellement indifférenciables. Il faut l'examen microscopique pour les distinguer.

Résumons le tableau symptomatique de la teigne faveuse.

Nous voyons sa lésion élémentaire toujours la même (sauf aux ongles), c'est le godet favique qui naît dans l'épaisseur du tégument et en grandissant arrive à dépasser sa surface. L'adjonction progressive de lésions élémentaires multiples crée la plaque favique. Au cuir chevelu ce processus simple est compliqué par la présence du cheveu, dont l'état morbide se traduit par une décoloration basale sans fracture spontanée.

En quelque point que la maladie évolue elle est indéfiniment extensive et ne s'éteindra jamais sans traitement. Au cuir chevelu elle s'éteint partiellement par l'éviction progressive des cheveux les premiers atteints, remplacés par une cicatrice alopécique, mais ce processus terminal n'arrête nullement l'extension indéfinie de la périphérie de la lésion.

Aux ongles la maladie de même est d'une durée illimitée et l'ongle est progressivement remplacé par un moignon corné, spongieux, taraudé en divers points. L'ongle ne cesse pas de pousser, mais il est indéfiniment envahi à mesure qu'il croît.

§ V. Variétés de favus atypiques.

Si la teigne faveuse se présentait invariablement avec le godet favique que nous avons décrit, son diagnostic serait simple. C'est le cas le plus fréquent. Mais il se présente des exceptions, et le diagnostic de la teigne faveuse devient alors d'une excessive difficulté.

M. le Dr W. Dubreuilh (de Bordeaux) a distingué trois formes de favus atypiques du cuir chevelu : la variété *impétiginiforme*, la variété *pityriasique* et la variété *alopécique*. Cette division me semble admirablement conforme à la vérité. Ces trois formes de diagnostic difficile se rencontrent toutes trois et je n'en connais pas d'autres. En quelques mots voici comment je les décrirais.

I. *Variété impétiginiforme*. — Un enfant se présente avec une cicatrice irrégulière plane siégeant en un point quelconque du cuir chevelu et ressemblant à la trace d'un traumatisme ancien. Sur le pourtour de cette cicatrice et en quelques points isolés existent des croûtes jaune d'or, exactement semblables à celles de l'impétigo vrai, à son deuxième stade ou stade de régression. Nulle part on n'observe de godets. Nul cheveu non plus n'est décoloré. Et le pre-

mier diagnostic du dermatologiste sera : *impétigo*
inoculé près d'une cicatrice ancienne et banale.

Mais qu'il interroge le malade ou ses parents et il
apprendra que la cicatrice ne résulte pas d'un traumatisme quelconque et qu'elle est survenue spontanément, que les croûtes actuelles persistent depuis
six mois ou davantage, et que la cicatrice a succédé
à des croûtes semblables.

On prendra les cheveux au pied desquels la lésion
impétiginiforme existe. L'examen microscopique y
montrera le champignon du favus.

II. *Variété pityriasique.* — L'enfant est conduit au
médecin pour des pellicules abondantes et tenaces.
L'examen montre des placards *irréguliers de forme,*
ordinairement très étendus, *de bords parfaitement
délimités*, et sur lesquels le cuir chevelu est couvert de squames gris jaunâtre, adhérentes et feuilletées. Les cheveux semblent normaux, et ils ne sont
pas cassants. Toutefois, à l'épilation ils montrent leur
racine enveloppée de la gaine hyaline grasse déjà
mentionnée dans le favus ordinaire. Ce que je trouve
de plus remarquable en cette variété, au point de
vue symptomatique, c'est le contraste frappant entre
les placards *squameux* et le reste du cuir chevelu
sain ; au point de vue de l'évolution, c'est la rapidité
d'extension des placards, rapidité qui contraste avec

la lente progression du favus banal; au point de vue de ses mœurs cliniques, c'est sa contagion qui me semble plus fréquente.

Le diagnostic est tranché par l'examen microscopique.

III. *Variété alopécique.* — Ici la difficulté du diagnostic différentiel devient si grande que le diagnostic véritable est rarement posé, même par les médecins spéciaux.

Comme dans les variétés précédentes, jamais on n'observe de godet favique, rarement d'altérations visibles du cheveu. Cependant presque toujours la gaine grasse radiculaire du cheveu existe.

La lésion se présente *comme une alopécie en placards* plus ou moins grands, souvent disséminés, de forme toujours irrégulière, alopécie évoluant vers la cicatrice.

La cicatrice n'est pas le premier symptôme de la maladie, le cheveu qui tombe n'est expulsé que par un processus d'irritation chronique folliculaire parfaitement visible à tout observateur minutieux.

Les follicules malades sont marqués par la rougeur de leur orifice, ou par une desquamation de l'épiderme folliculaire faisant au poil une collerette basale ou seulement par de petites nodosités sous-cutanées sensibles au palper et qui aboutissent quelquefois à un minuscule abcès folliculaire.

Mais ce processus irritatif est tellement chronique et silencieux que l'*alopécie* cicatricielle en aires irrégulières paraît être le premier symptôme. En réalité c'est une phase ultime.

Un caractère remarquable de cette forme, c'est que le microbiologiste aura toujours les plus grandes peines à trouver, dans la multitude des poils qu'il soumettra à l'examen, un seul poil visiblement envahi par le champignon. La preuve microscopique est, pour cette forme, d'une réelle' difficulté à fournir; aussi le diagnostic, fondé sur un seul examen microscopique insuffisant et négatif, sera le plus souvent erroné.

§ VI. **Examen microscopique.** — L'examen microscopique peut porter sur un poil favique, un godet, ou des fragments d'un ongle favique.

Le poil favique, celui qu'il faut choisir sur une tête malade pour le soumettre à l'examen microscopique, est en général facile à trouver. Si cette tête présente des godets, il faut choisir le cheveu qui centre le godet. Si les godets sont peu marqués ou invisibles, on choisira les cheveux visiblement décolorés à leur base. Si enfin cette caractéristique manque

encore, on cherchera par l'épilation les cheveux entraînant avec leur racine la gaine hyaline, grasse,
que nous avons décrite plus haut. Mais dans les cas
atypiques dont nous venons de parler tout à l'heure,
la recherche du cheveu malade devient réellement
difficile, tant par le petit nombre des cheveux parasités, que par le peu d'importance de leurs lésions
macroscopiques. Aussi un seul examen négatif est-
il peu probant et dans les cas douteux les examens
microscopiques doivent être plusieurs fois répétés
avant de rejeter le diagnostic de favus.

Partout où les godets existeront, un fragment
quelconque d'un godet, si petit qu'il soit, pourra
donner une certitude, c'est donc une source de ren-
seignements sûre et presque constante. Quant à
l'ongle favique, le raclage de ses lésions donnera une
poussière ténue, dont l'examen est aussi facile et
aussi probant.

Les méthodes techniques d'examen restent les
mêmes que celles que nous avons indiquées pour
les autres teignes.

Ceci dit, examinons les caractères microscopiques
du parasite que nous trouverons.

A. *Le cheveu favique* est long, non cassant, et décoloré. L'examen microscopique, dès l'abord, nous
rend très exactement compte de ces particularités

du cheveu malade que l'œil nu peut remarquer : le
cheveu est décoloré parce que de longs filaments
mycéliens se sont insinués dans sa substance et y
sont morts. Leur trajet resté vide est rempli par de
l'air. En sorte que ce que l'on aperçoit d'abord au
microscope, dans la portion la plus élevée de la région malade du cheveu, ce sont de longs boyaux
sinueux marqués par des bulles d'air très allongées,
d'un blanc d'argent.

C'est l'introduction de l'air dans ces trajets mycéliens déshabités qui donne au cheveu son aspect
terne et jaunâtre.

Mais si le parasite creuse le cheveu, et l'envahit
comme les trichophytons, pourquoi le cheveu favique n'est-il pas cassant comme le cheveu trichophytique ?

C'est parce que les mycéliums du champignon sont
infiniment *moins nombreux* dans le cheveu du favus
que dans le cheveu de la trichophytie.

Dans un cheveu favique les mycéliums sont *rares*,
ils sont distincts les uns des autres, ils laissent toujours entre eux beaucoup de la substance propre du
cheveu. On peut toujours les compter. Et ceci est
une caractéristique très remarquable du champignon favique, car elle est constante.

Examinons maintenant les caractères propres des

mycéliums, leur forme, leur dimension, leur habitat.

Un caractère microscopique saisissant des mycéliums faviques, c'est l'*irrégularité de leur direction*. Tandis que les files de spores du trichophyton sont pour ainsi dire rectilignes, celles du champignon favique sont invariablement sinueuses.

Elles suivent la direction ascendante du cheveu, mais très irrégulièrement et dans le corps même du poil on leur voit décrire des sinuosités qui vont quelquefois d'un bord à l'autre du cheveu, bien qu'y restant contenues toujours.

Quant à la forme des articles mycéliens elle est également capricieuse. On voit des cellules mycéliennes de forme rectangulaire larges de 4 μ, longues de 15 μ, d'autres courtes et polygonales. Et comme le filament mycélien n'a jamais que le diamètre transversal de la cellule, le filament prend tantôt 3 μ de diamètre, tantôt 6 et même 7 μ. Et cette disparité existe sur un même filament en divers points de sa longueur. Ici il est fin et grêle, là il est trapu et ramassé.

Quant à ses cellules, elles présentent ce caractère remarquable que le double contour de leur enveloppe est peu visible ; on distingue plutôt le contenu protoplasmique de la cellule que son enveloppe, en sorte

que sans un examen approfondi on ne verra cette
enveloppe que par l'espace que laissent libre entre
eux les protoplasmas de deux cellules voisines, indiquant qu'ils sont séparés par une cloison.

De ce caractère le parasite du favus a reçu son
nom d'*achorion* (α-χοριον) ; on dit : Achorion Schœn-
leinii bien que Schœnlein soit pour peu de chose
dans sa découverte. La description du favus, comme
celle des champignons de toutes les teignes, date en
vérité des travaux de Gruby (1842-44).

La division des filaments faviques présente encore
d'autres particularités remarquables.

Quand il s'agit de filaments mycéliens grêles formés de cellules non sporulées, cette division peut
s'opérer par dichotomie, mais ce mode est rare.
La division filamenteuse s'opère surtout sur les filaments composés de cellules sporulaires; et dans ce
cas cette division s'opère invariablement par *tri* et
tétratomie. Une cellule polyédrique s'articule avec
deux ou trois autres semblablement polyédriques. Et
de celles-ci sortent 3 ou 4 filaments nouveaux. Cette
figure, à cause de la forme polyédrique des cellules,
ressemble extrêmement à la forme du squelette du
tarse chez les animaux. On lui a donné le nom de
tarse favique (voir fig. 22).

Tous les détails qui précèdent seront observés

sans peine sur n'importe quel cheveu favique. Pour les résumer on peut dire :

Que dans le cheveu l'*achorion du favus* est constitué :

1° Par des filaments mycéliens sporulés et non sporulés *de diamètre très dissemblable* dans le même cheveu (fig. 22) ;

2° Ces filaments sont *peu nombreux* et peuvent toujours être comptés. Ils laissent entre eux la substance propre du cheveu, visible.

3° Leur direction est verticale, ascendante, mais extrêmement *capricieuse*, et les filaments faviques sont sinueux. Ils sont contenus dans le cheveu.

4° Leur division s'opère par *tri* et *tétratomie*, plusieurs filaments naissant d'un seul par l'intermédiaire d'un groupe de cellules polyédriques figurant le *tarse favique*.

5° Les cellules mycéliennes

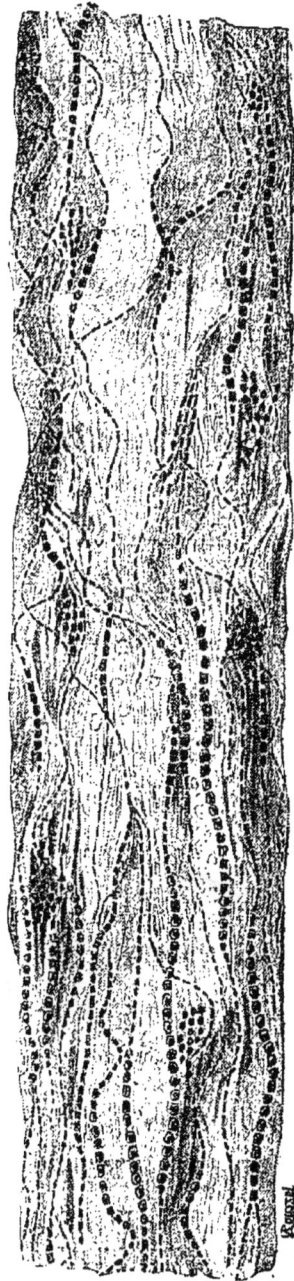

FIG. 22.

de l'*achorion* ont une enveloppe cellulaire dont le double contour est peu visible; particularité qui a fait donner son nom au parasite.

B. *Le godet favique.* — Pour avoir une certitude sur le diagnostic, l'examen d'une parcelle de godet peut suffire. Elle montrera des filaments mycéliens agglomérés. Mais pour bien montrer la disposition du godet par rapport au cheveu et aux éléments de la peau, enfin pour montrer la situation du parasite dans le follicule pilaire malade, il faut décrire ce que l'on observe sur une coupe verticale du cuir chevelu passant par le centre d'un cheveu et d'un godet faviques.

Sur une telle coupe (voir fig. 23, pl. VII) on verra les filaments parasitaires devenir distincts dans le cheveu immédiatement au niveau du collet du bulbe pilaire. Dès ce niveau leur forme propre et leur disposition dans le cheveu est celle que nous venons de décrire, nous n'y reviendrons pas.

Mais depuis la racine même du cheveu quelques filaments mycéliens existent, dans la paroi épidermique du follicule et montent plus ou moins sinueusement le long du cheveu jusqu'au niveau de la couche muqueuse de Malpighi. A ce niveau ces filaments parasitaires jusque-là peu nombreux se multiplient extraordinairement de façon à former un énorme bouquet, dont le centre est occupé par le

Pl. VII.

Fig. 23.

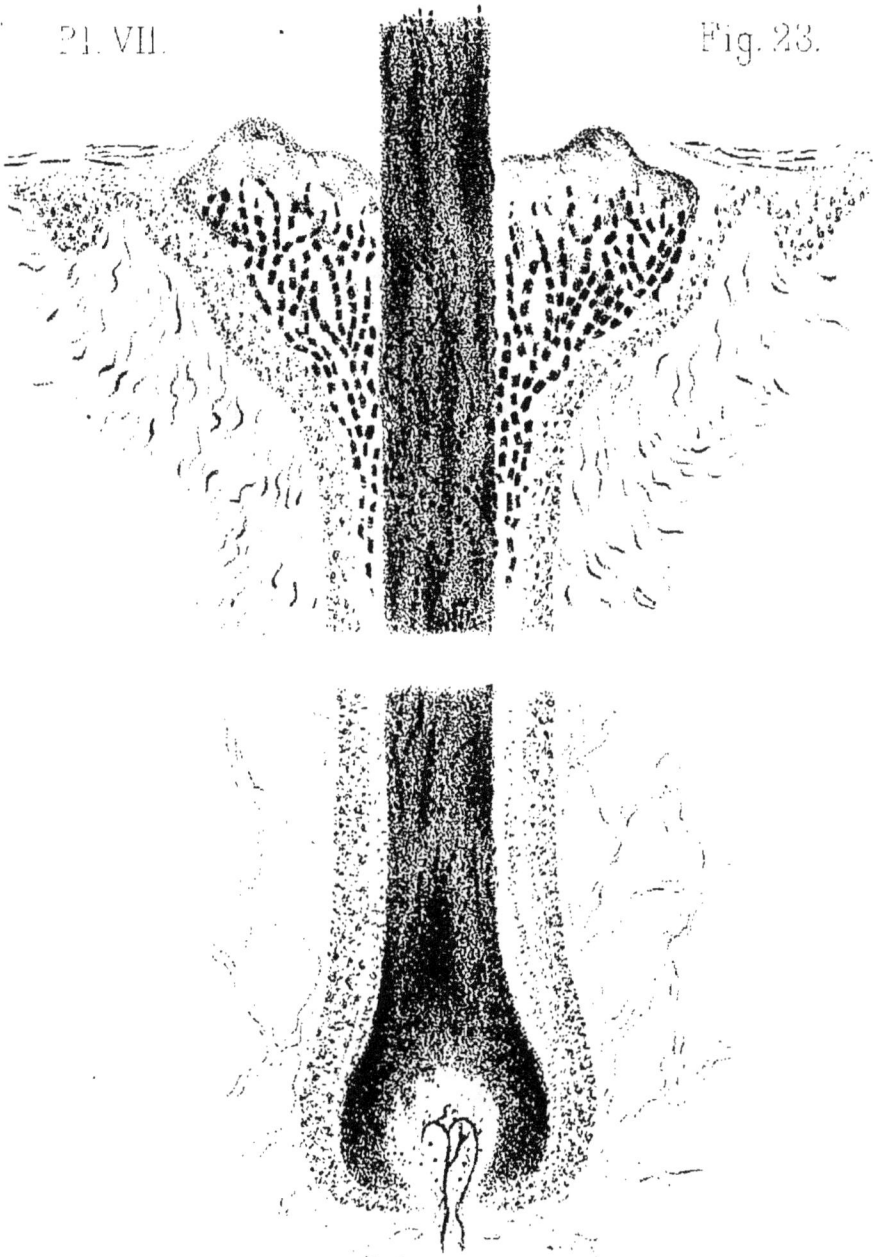

Coupe verticale du cuir chevelu passant
par le centre d'un cheveu et d'un godet faviques.

cheveu. Ce bouquet c'est le godet lui-même. Il est fait en totalité et exclusivement par les filaments mycéliens de l'achorion juxtaposés.

Nous l'avons dit, le godet prend naissance dans l'épaisseur même de l'épiderme au-dessous de la lame cornée, qu'il perfore ensuite pour se développer librement. Eh bien, jusque dans le godet adulte ou géant la trace de cette disposition primitive demeure persistante, car sur le pourtour du godet on voit un prolongement de la lame épidermique cornée s'avancer plus ou moins loin et le sertir comme la rainure d'un verre de montre.

Sur la coupe verticale que nous avons supposée, les filaments cryptogamiques sont disposés comme les branches d'un éventail. Au contraire des mêmes éléments dans le cheveu, ceux que l'on observe dans le godet sont remarquablement identiques entre eux. Ce sont de longues cellules rectangulaires légèrement fusiformes, toutes égales, disposées côte à côte.

Ici comme dans le cheveu, la caractéristique de l'achorion d'avoir une enveloppe cellulosique presque invisible existe également, en sorte que les cellules n'apparaissant que par leur masse protoplasmique quoique disposées parallèlement, elles paraissent séparées les unes des autres par un vide virtuel.

C'est l'épaisseur double de leur enveloppe que l'on ne voit pas.

Quand, au lieu de pratiquer une coupe du genre de celle que nous avons supposée, on prend seulement un peu de la poussière friable du godet et qu'on l'écrase entre 2 lames dans une goutte de la solution de potasse à 40 p. 100, ce sont les mêmes éléments mycéliens que l'on distinguera, mais ils seront épars et dissociés. Il n'importe du reste, car aucun autre champignon parasite de l'homme ne crée de surproductions analogues en quelque manière au godet favique. Et dans ce cas la seule existence, dans cette poussière, de cellules mycéliennes nombreuses et agglomérées suffit à démontrer le diagnostic.

C. *L'ongle favique.* — Les débris de l'ongle favique présentent à l'examen microscopique des éléments analogues, mais ici ils sont bien loin d'être réguliers comme les longues cellules mycéliennes du godet favique, bien loin même d'avoir la demi-régularité des éléments parasitaires du cheveu. Dans l'ongle favique on trouve à la fois des cellules grêles et longues (elles sont en minorité), des cellules plus grosses et plus courtes, et surtout un grand nombre de cellules renflées et vésiculeuses presque sphériques, diversement et irrégulièrement disposées, quoique formant toujours par leur juxtaposition des rudiments de chaînes ou de filaments. Ce sont ces sphères vésiculeuses et l'absence de double contour des cellules mycéliennes qui permettent de différencier à l'examen microscopique l'ongle favique de l'ongle de la trichophytie.

D. *Pluralité des favus.* — Les favus comme les trichophytons sont d'espèces multiples et leur étude comparée a fait l'objet de nombreux travaux en Allemagne et en France en ces derniers temps.

Mais, jusqu'à ce jour, on n'a pu rattacher à des types cryptogamiques différents les formes cliniques diverses du favus. Il semble au contraire que chaque espèce cryptogamique puisse donner lieu à des formes cliniques typiques et atypiques (BODIN), en sorte que la pluralité des champignons faviques reste jusqu'à nouvel ordre dans le domaine de la science pure. Nous avons vu au contraire dans la trichophytie la correspondance exacte des types cliniques et cryptogamiques, qui permet pour les trichophyties atypiques de remonter à leur origine animale.

§ VII. **Diagnostic différentiel du favus.** — *Impetigo. Siphilis serpigineuse, lupus érythémateux. Alopécies de toute nature.*

Le favus typique avec la série de ses godets de toute dimension et de tout âge disséminés sur un

cuir chevelu marqué de taches alopéciques irrégulières, taches alopéciques séparées par des îlots de
cheveux ternes et décolorés, présente un ensemble
symptomatique bien particulier qui ne peut guère
prêter à quelque confusion que ce soit. Dans le doute,
et si les masses croûteuses agglomérées dissimulaient
le godet, la lésion élémentaire, l'odeur *sui generis* de
ces lésions, l'odeur *de souris* lèverait les doutes.
Mais ces lésions n'arrivent à ce point maximum de
développement qu'après un long stade d'accroissement et c'est au début de cette période que l'hésita-
tion est permise.

1° On ne confondra pas l'*impetigo* vrai avec le favus.
L'impetigo, la gourme vulgaire des enfants a une
croûte colloïde, vitreuse, ressemblant à une résine.
Le godet est une masse d'aspect argileux, sèche et
friable. En outre, les lésions de l'impetigo sont dissé
minées en tous lieux, elles s'accompagnent de semblables lésions du visage, et aussi de blépharite,
d'écoulement nasal ou de quelque autre lésion du
même ordre. En outre, l'évolution de l'impetigo, son
nom l'indique (*ab impetu*), est aiguë ou subaiguë,
celle du favus est essentiellement chronique.

2° Chez l'adulte la *syphilis serpigineuse tertiaire*,
avec ses croûtes disséminées (recouvrant des lésions
ulcéreuses superficielles), avec ses placards d'alopécie

cicatricielles, avec son évolution chronique, peut ressembler de plus ou moins loin au favus vrai. On
l'en distinguera par l'examen attentif des croûtes
dont l'aspect ne ressemble pas à celui du godet, car
ce sont des croûtes vraies. Le plus souvent aussi on
verra quelque vestige de cercle ou de segment de
cercle, bourrelet cutané sous-tendant les croûtes et
qu'on n'observe jamais dans le favus. Enfin, on aura
les commémoratifs, non pas seulement ceux de la
syphilis, mais l'âge même de la lésion, car un favus
qui débute au-dessus de 20 ans est une rareté.

3° *Le lupus érythémateux* présente avec le favus d'assez nombreux points de ressemblance : son alopécie
à bords irréguliers, à surface déprimée, sa couleur
lilas, etc. Mais l'absence de godets, la date d'apparition, la présence sur les bords du lupus érythémateux de squames adhérentes grises dont le grattage
est douloureux (herpès crétacé de Devergie), l'absence d'odeur enfin, feront trancher le diagnostic en
faveur du lupus érythémateux. De plus, sur une tache
alopécique de lupus, jamais un cheveu ne subsiste,
sur la cicatrice du favus au contraire il reste toujours
au moins quelques cheveux isolés, ou par bouquets.

4° A la période terminale du favus, une erreur
fréquente est de prendre la cicatrice permanente, qui
subsiste après guérison, pour l'*alopécie en clairière*

qui suit de très nombreuses fièvres éruptives, et
tout particulièrement la syphilis à sa période secondaire. C'est une erreur qu'on aura vite fait de rectifier.
En examinant avec soin le cuir chevelu d'un favique
guéri on verra qu'il s'agit d'une *cicatrice* lisse, non
point d'une alopécie passagère dans laquelle le grain
de la peau et les orifices pilaires demeurent visibles.

En ce qui concerne les favus atypiques, le diagnostic différentiel est infiniment plus délicat que
dans les cas que nous venons de discuter. C'est un
point sur lequel j'ai déjà insisté.

Le favus à forme *impétigineuse*, si la plaque malade
est encore petite, ne pourra être soupçonné que par
la lenteur d'évolution des lésions et leur permanence
en un même point. De l'impétigo vrai se fût inoculé
en le même temps en des places multiples. De plus,
s'il existe une cicatrice au pied de la croûte impétigineuse le diagnostic de favus devra de toute nécessité être réservé. Mais le dernier mot appartient ici
à l'examen microscopique du cheveu.

Dans la forme *pityriasique* c'est la délimitation
des placards squameux qui attirera l'attention du
clinicien. Leur rapidité de développement ne devra
pas faire rejeter le diagnostic de favus, car cette forme
me semble d'évolution moins lente que celle du favus

vrai. La contagion devra être recherchée comme appuyant singulièrement le diagnostic.

On ne confondra ni avec l'*eczéma séborrhéique* dont les placards ont une tendance à la forme circulaire;

Ni avec le *pityriasis capitis* qui prend la totalité de la tête avec prédominance au vertex;

Ni avec la *tondante à petites spores* à cause de ses cheveux gris et cassants;

Ni avec le *psoriasis du cuir chevelu* orbiculaire aussi et d'ailleurs, le plus souvent, précédé de psoriasis de la peau glabre que l'on recherchera en ses points d'élection (coude, genou);

Ni enfin avec la *fausse teigne amiantacée de Devergie* qui, comme le pityriasis capitis, envahit le cuir chevelu en totalité.

Mais avec la pluralité de ces affections souvent si proches parentes à l'œil nu, on comprendra que le diagnostic microscopique soit encore ici une nécessité.

Quant au *favus atypique à forme alopécique*, celui-là est de beaucoup le plus difficile à diagnostiquer, le plus difficile à prouver microscopiquement; il est aussi cliniquement le moins connu.

Toute cette catégorie de peladoïdes ou fausses pelades *à évolution cicatricielle*, catégorie insuffisamment éclairée encore, dont nous avons déjà parlé à

21

propos de la pelade vraie ; toute cette catégorie, dis-je, présente des cas qui objectivement sont indifférenciables de certains cas de favus. Ce n'est pas à dire que toutes les alopécies de ce groupe soient d'origine favique. Et j'ai vu tel cas où l'examen microscopique de centaines de poils est resté négatif complètement. Mais comme j'ai vu, par contre, d'autres cas d'apparence presque identique où des cheveux montraient au microscope l'achorion typique, avant de rejeter le diagnostic de favus, il faudra l'examen microscopique le plus attentif, et il faudra le répéter maintes fois, sur des cheveux différents.

Tout autre moyen de diagnostic que l'examen du cheveu au microscope doit, dans l'état actuel des choses, être considéré comme insuffisant.

On voit par ces quelques exemples que le diagnostic du favus qui est le plus ordinairement très facile peut exceptionnellement être d'une difficulté extrême. Comme toutes les maladies même les mieux classées, le favus peut avoir des formes excessivement frustes et nous aurions pu multiplier abondamment les diagnostics différentiels que la clinique peut poser à son sujet.

§ VIII. **Traitement du favus.** — A. *Favus des cheveux.* —
L'épilation est le traitement unique et indiscuté du favus.
Comment agit l'épilation. Elle doit être renouvelée plusieurs
fois. Repullulation du favus après guérison apparente. Difficulté du diagnostic de la guérison absolue. Précautions à
prendre contre ces rechutes. Certificats scolaires provisoires
et définitifs.

Le traitement des teignes tondantes peut prêter à
la discussion parce que la guérison de ces maladies
survient spontanément et que la part curative de
chaque traitement proposé en est, par là même, difficile à faire.

Pour le favus, qui ne guérit jamais tout seul,
le traitement est indiscutable, parce qu'un seul
traitement peut amener la guérison. Ce traitement,
c'est l'épilation (BAZIN). On y combine l'action de
divers antiseptiques qui peuvent hâter la guérison surtout en prévenant les inoculations secondaires.

Mais l'épilation employée seule y suffit, et aucun
antiseptique employé seul n'y parvient. La différence
de l'efficacité de ce traitement dans les tondantes et
dans le favus provient de ce fait unique que dans le
favus le cheveu est suffisamment résistant pour qu'on
l'épile *avec sa racine.*

L'épilation agit donc mécaniquement en entraînant au dehors la majeure partie du parasite. Deux ou trois épilations consécutives du même cheveu arriveront à enlever jusqu'au dernier des articles mycéliens qui logeaient dans le follicule.

En effet, le cheveu du favus, épilé, entraîne avec lui sous forme d'une gaine grasse une partie de l'épiderme folliculaire, l'extirpation du cheveu enlève donc non seulement le cheveu mais les cellules qui environnent sa base et qui souvent sont habitées.

Il s'agit donc ici d'une stérilisation mécanique et, qu'on nous permette un terme pris au vocabulaire technique de la bactériologie, l'épilation répétée d'un cuir chevelu favique est une *stérilisation discontinue*.

Certains liquides albumineux ne peuvent être stérilisés d'un coup à 120°, parce qu'ils se coaguleraient, on les stérilise en les passant dix jours de suite une heure à 60°. Ainsi le cuir chevelu d'un favique, qu'une seule épilation ne purgerait pas en une fois des parasites qu'il recèle, en sera débarrassé par plusieurs épilations consécutives.

Le traitement complet d'un favus récent est assez simple. Après un décapage des croûtes, qui se fait par l'application d'un cataplasme de fécule qui les détrempe, suivi d'un raclage à la curette mousse qui

les enlève, on pratique une application de teinture
d'iode qui opère déjà un nettoyage et une antisepsie
superficielle très nécessaire. Deux jours plus tard,
une première épilation sera faite : elle doit comprendre
tous les cheveux de la région, y compris deux centimètres de bordure. Cela fait, le traitement est inter-
rompu un mois, et pendant ce temps on alternera
simplement des lavages alcooliques à l'alcool camphré ou salolé (15 grammes p. 1 000), et des applications de vaseline iodée au 30e ou au 40e.

Au bout d'un mois l'épilation sera recommencée,
ainsi de suite.

Le traitement d'un favus diffère suivant la forme
et l'intensité des lésions. Un favus « moyen » peut
être guéri en six mois.

Mais ici commence la seule difficulté pratique du
traitement de la teigne faveuse. C'est la même que
celle du traitement des tondantes : c'est *la difficulté
du diagnostic de la guérison.*

Cinq ou six épilations ont été faites, le cuir chevelu
est devenu parfaitement net. Les cheveux nouveaux
ne montrent plus de parasites au microscope. Le malade est-il guéri?

C'est là ce qu'on ne peut dire. Car l'examen de
tous les cheveux repoussés, à supposer qu'il fût possible et qu'il fût négatif, ne prouverait qu'une chose

c'est que ces cheveux-*là* ne sont plus malades. Mais qui pourrait certifier qu'il ne reste plus ici ou là, dans un follicule pilaire dont le cheveu n'a pas encore repoussé, quelque graine isolée qui va repulluler à nouveau ?

C'est là ce qui arrive presque toujours. Le favique quitte l'hôpital avec une apparence de guérison. Mais trois mois plus tard, en un point de l'ancienne lésion, un nouveau godet s'est reformé.

D'où la nécessité où est le malade de faire reprendre de suite pour ce point isolé le travail fait déjà pour la plaque ancienne primitive. Si le malade est intelligent, il se représente lui-même au traitement, et après deux ou trois fausses guérisons il obtient enfin la guérison complète.

Mais quand on songe que le favus est une maladie des pauvres et des paysans, que les favus qui ne sont pas guéris avant l'âge adulte, n'existent encore que du fait de l'incurie du malade, on se rendra compte de la rareté relative des guérisons absolues du favus de l'adulte. Ce n'est pas une preuve de l'insuffisance de la thérapeutique, c'est plutôt la preuve de l'obtusion intellectuelle du malade. Il s'est soumis une fois au traitement et l'a jugé inutile parce que son résultat est demeuré incomplet.

Pour le favus de l'enfant, on arrive plus souvent

à la guérison dans une école de teigneux, parce que l'enfant y demeure tant que le médecin le veut garder. Mais encore le certificat définitif de guérison est-il souvent donné prématurément, et les repullulations partielles sont fréquentes. Un certificat définitif de guérison du favus ne peut être donné qu'après une année d'observation.

Quelques règles peuvent aider au diagnostic des points encore malades d'une lésion ancienne en guérison apparente.

Une ancienne plaque favique paraît guérie. La repousse est presque générale, sur tous les points du moins où l'évolution cicatricielle n'était pas déjà faite avant le traitement. Mais si le médecin, appuyant la main ouverte sur le cou du malade, le maintient courbé de force pendant que le malade fait un effort pour redresser la tête, cet effort congestionnera tout le cuir chevelu, et chaque point où le processus morbide n'est pas éteint se distinguera par une rougeur excessive. C'est là un bon moyen de diagnostic que nous avons reçu de M. Horand, de Lyon. Assurément ce moyen est encore grossier, mais c'est le seul que nous connaissions. Et il mérite d'être retenu. Il empêchera souvent le médecin de donner un certificat de guérison trop hâtif.

Même en donnant le certificat définitif de guérison

à un malade, après trois ou quatre certificats provisoires, le médecin doit toujours lui rappeler que la
maladie est récidivante, et que, s'il voit apparaître
dans un délai de quelques mois une lésion nouvelle,
il ait soin de revenir sans tarder parachever sa guérison.

B. *Traitement du favus de la peau.* — Nécessité d'un décapage
préalable. Après lui, le topique de choix est la teinture
d'iode. Bien que la lésion soit superficielle les récidives après
guérison apparente sont encore fréquentes.

Le traitement du favus de la peau est moins
difficile et délicat que celui du favus des cheveux.
On enlève les godets par les applications humides et
le raclage, et on applique aussitôt sur la plaie vive,
laissée nue, de la teinture d'iode. La douleur est
moindre qu'on ne pourrait l'imaginer, et l'effet du
traitement est si rapide qu'il tient du prodige. En
quelques jours le fond de l'ulcération, laissée libre
par les godets, se déterge, les bords surélevés de la
plaie s'affaissent et en quelques jours tout a disparu :
l'épiderme se reforme, d'abord mince et vernissé,
ensuite plus solide. En deux ou trois semaines au
plus, le tégument est redevenu complètement normal et, chose étrange, il ne montre jamais de cicatrice. Cette plaie d'apparence si profonde était épi-

dermique seulement, aussi la plaque de favus de la peau n'est-elle signalée que par une pigmentation brune qui dessine sa forme ancienne. Cette pigmentation persiste pendant des mois à la place du favus squarreux d'autrefois.

Il importe de dire que si le favus de la peau guérit rapidement, lui aussi se reforme souvent *in situ*. La guérison était incomplète, et quelque débris parasitaire a suffi à reformer en la même place un nouveau godet. Par conséquent, ici encore, le malade doit être averti, pour se présenter de nouveau au traitement après deux mois ou six semaines. On peut voir ainsi une troisième et une quatrième pullulation partielle survenir. L'extinction progressive de ces points nouveaux aboutit à la destruction définitive du parasite et à la guérison complète.

C. *Le traitement du favus de l'ongle* est identique à celui de l'onychomycose trichophytique. Les difficultés à vaincre sont les mêmes et la ténacité des deux maladies est semblable. Nous n'y insisterons donc pas ici, il faudrait nous répéter textuellement.

D. *Prophylaxie du favus.* — D'une façon générale la prophylaxie du favus commande les mêmes précautions que celle des tondantes. A Paris, la contagion du favus est cependant fort rare, on a très peu d'occasions de l'observer.

Aussi peut-on se départir quelque peu, pour les enfants atteints de la teigne faveuse, de la rigueur d'isolement qui est nécessaire en ce moment pour les enfants atteints de teigne tondante.

Dans l'état actuel des choses, il faut surtout se garder de mettre dans une école commune des enfants atteints de favus et des enfants atteints de tondante. Le résultat, nous l'avons vu de nos yeux et maintes fois à l'école de Saint-Louis, est de faire contracter à un favus, qui eût guéri en quelques mois, une tondante grave qui le retiendra à l'école plusieurs années.

En d'autres régions que la région parisienne, le favus semble plus contagieux, peut-être est-ce seulement parce que les malades, et par conséquent les germes de contagion y sont plus nombreux. Cependant nous savons telle épidémie favique qui, dans une petite ville de Bretagne, a contaminé une centaine d'enfants. Il paraît donc certain que, dans telle condition qui nous échappe, pour le favus comme pour la pelade, le germe de la maladie semble d'une activité et d'une virulence exceptionnelles. Est-il besoin de dire que dans ces cas il faudrait recourir *exactement* aux règles prophylactiques sévères que nous avons étudiées pour les teignes tondantes. Du reste, pour toutes les maladies que nous avons étudiées, *la contagion est chose certaine*. Et si les mœurs propres d'une épidémie doivent régler la rigueur des mesures à 'prendre, du moins tout médecin, par devoir de conscience, doit-il exagérer les mesures préventives, plutôt que de les restreindre. Beaucoup de fautes ont été commises à ce point de vue dans le passé. Les critiquer est inutile, mais il faut les empêcher de se reproduire.

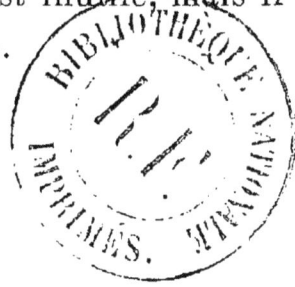

TABLE ANALYTIQUE DES MATIÈRES

CHAPITRE II

TRAITEMENT DE LA PELADE

CHAPITRE III

APERÇU GÉNÉRAL SUR LES TEIGNES CRYPTOGAMIQUES
LES TEIGNES TONDANTES EN PARTICULIER

CHAPITRE IV

MÉTHODES ET TECHNIQUES D'EXAMEN DES TEIGNES

CHAPITRE V

LA TEIGNE TONDANTE A PETITES SPORES

CHAPITRE VI

LA TEIGNE TRICHOPHYTIQUE

CHAPITRE VII

TRAITEMENT DES TEIGNES TONDANTES

§ I.   **Considérations générales.** — Les parasiticides les plus divers ne donnent que des résultats négatifs dans le traitement des teignes tondantes. Pourquoi leur

CHAPITRE VIII

PROPHYLAXIE DES TEIGNES TONDANTES

CHAPITRE IX

LA TEIGNE FAVEUSE

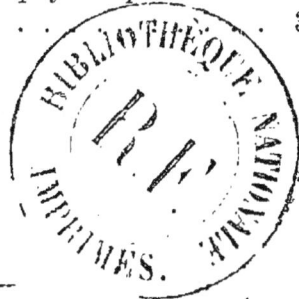

Paris. — Typ. Chamerot et Renouard, 19, rue des Saints-Pères. — 32121.

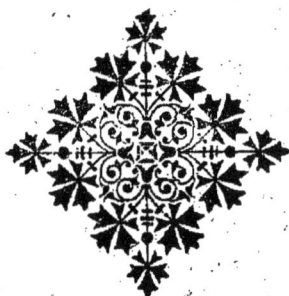

www.ingramcontent.com/pod-product-compliance
Lightning Source LLC
Chambersburg PA
CBHW061122220326

41599CB00024B/4129